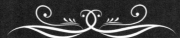

THE ULTIMATE GUIDE TO ENERGY HEALING

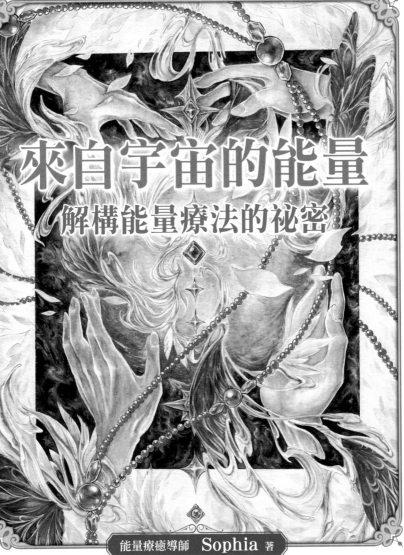

來自宇宙的能量

解構能量療法的祕密

能量療癒導師　**Sophia**　著

能量療法，是藝術也是學問

筆者有感於在自己學習能量療法時，所曾遇上的一些「課程裡來不及說」的注意事項以及迷思謬誤，後來又遇到有學生亦有類似困惑，故而在寫這一本《來自宇宙的能量：解構能量療法的祕密》時，逐一解析在整個能量療法過程中，學習者或療癒師需要注意的各種細節。無論你是對能量療法有興趣，或是打算成為能量療癒師，無論你學習的是哪一種能量療法的系統，這本書均可助你更細緻深入地了解在整個療癒過程中的每一項細節，讓療癒效果相得益彰。

書內每一個項目，筆者都盡可能地加入真實案例，更生動地說明每一項細節的重要性，也解說各種筆者或學生曾聽聞的迷思謬誤。這本書讓能量療癒師及學習者（之後統稱為療癒師），除了在技巧上精進，也更全面地整合整體流程，讓能量療癒成為藝術，也演繹出療癒師的個人風格。同時，書中也加入了一些功課建議，讓療癒師能更好地裝備自己。

本書先從能量療法的基礎理論開始，深入地剖析每項細節，讓大家在掌握觀念後，可更靈活彈性地變化運用各種能量療法的技巧。同時，也能夠更有邏輯理性地解答學習者在實踐能量療法時會遇到的各種疑難雜症。雖說能量一般是看不見、摸不著的，但也不能因此就胡說八道。有學生曾在別處參與課程，因為質疑導師的說法前後矛盾，讓人想不通，因此被訓斥，說他執著到「放不下書本」，令人替他感到委屈！能量療法的背後，也是存在著可以透過觀察、邏輯分析等等的根據，是能經得起反覆論證的一門學問。

那些前後矛盾或籠統模糊的說法，都只因對能量療法未有足夠深入的認識。能量療法也像其他的範疇一樣，理論跟實踐也可以是很不同的。這不是說理論不能實踐。知道「書呆子」這個詞嗎？「書呆子」是指死讀書的人，也就是雖然讀了很多書……無法應用知識來處理事務的人。這個詞的出現，在在說明了有些人能說的一口流利的理論知識，然而一到實踐就無法跟上。就好比外科醫師，光有聰明的腦子是不足以成為優秀的外科醫師的，還需要有一手出神入化的刀法。

　　有些人能侃侃而談，然細心留意，通常話題都是由他所主導，隨時轉換話題焦點是特色；也有的把自己放在了「權威」的位置上，不容有任何問題（當然最不能容的是他答不了的問題）；也有的人照本宣科，同樣地不容許學生發問，什麼原因呢？因為這些人都是死記硬背的，所以書裡沒說到，或是還沒來得及背誦下來的人，他就不希望你發問。更甚的是斷章取義、嘩眾取寵的也有。這也就說明了，為什麼有些朋友懷著憧憬去學習，然後都失望而回。只要細心留意就可窺知一二，沒有道理原因甚至詞藻浮誇、卻還能誇誇而談者，就已經經不起深思與討論，這也造成了能量療法給人像是一種迷信的印象了。

　　古時農夫用動物排泄物作為肥料，在那時代，算是科學嗎？是科學家告訴農夫們應該這樣做的嗎？當然不是。在那個沒有科學儀器的年代，農夫們透過觀察，發現用了「肥料」的作物生長是較好的。直到近代有了科學儀器的出現，才能細緻地分析肥料裡面的成分、研究其成分對植物生長的影響。如果是要「科學證實了或有科學根據的」才能行動的話，那古時人類的生活會有多艱苦啊！

能量療法也是如此。雖然說能量一般是看不見也摸不著的，但古今中外，能量療法卻是早已存在。幸好隨著現今科學的發展以及越來越多的研究，直接或間接地肯定了能量療法的存在。以往難以解釋的現象，也隨著越來越多的研究被揭開神祕面紗。量子物理學的出現更為一些身心靈裡的概念奠定下引證的基礎。有關能量療法，也是存在著理論，可以透過觀察及邏輯分析等反覆推敲而得出結論。能量療法裡也是有科學、有理論、有道理可言的。這些理論，都會在這本書裡一一道來。

能量療法除了理論，更多的是「心法」與「感悟」，它是藝術、是經驗的累積、是只可領悟難以言傳的。如果理論背後沒有足夠的實踐，那也就只停留在知道的階段而已，何來明白與理解呢？所以說，實踐是很重要的。空有理論而沒實踐也不過是空談而已。而「實踐」又該如何做？在「即食文化」下，能量療法也不能幸免，一堆罐頭課程，有些新瓶裝舊酒、有些譁眾取寵的。能量療法裡的感應、靈感力、直覺還是氣場掃描，都不是左腦的範疇，換句話說，這不是用邏輯思考分析的部分。就如一個人若從未品嘗過臭豆腐，又怎知箇中滋味？可試著去問品嘗過的朋友，然後你就能知道臭豆腐是怎樣的味道。如果用分析的話，鼻子聞著那味道，大腦怎樣也不會同意那是美味的。只有親身嘗試了，便會頃刻顛覆大腦的邏輯。可惜，當中太多的人云亦云，反而約束了學習者的經驗發展。

在能量療法裡，感受是個人的、是獨一無二的。如果只是靠書本資料或他人的分享，那就如霧裡看花或瞎子摸象。在筆者的靈氣課程裡，就曾出現在掃描檢測氣場時，不同的學生針對同一個案的同一部位有著截然不同的描述。他們誰對誰錯？

全部都是對的。這是他們的學習過程，把他們的主觀個人感覺連結上客觀的身體現象。假如你想知道胃痛的氣場反應或感覺是怎樣的，那就親身去「摸」吧。但是，很多時候，「謊言說多了就成真了」，加上普遍人都有「自我催眠、人云亦云、羊群心態」的特質。筆者看到有不少的學習者，先是預設了要有某些感覺，而當掃描結果與預設不符時，就質疑自己的能力。直至在筆者的課程裡，得到新的認知及鼓勵，加上適當的訓練，最終成功的啟發靈通。

能量療法，不只是理論及技巧，也是一項藝術，是需要時間大量練習去吸取經驗的，決不是抱有「即食文化」的心態可以速成的。學懂了理論知識後，還是要有經驗和體驗，才可真正明白、融會貫通。由會見個案那一刻起，至個案離開為止，整個過程都是能量療癒的部分，除了技巧之外，每項細節要如何處理才能相得益彰，這些都是很多課程中來不及細說的部分。

這本書綜合了筆者的知識及多年經驗，深入地探討能量療法的每一項細節，期望能為對能量療法有興趣的朋友提供多一些參考，少走一點冤枉路。本書更邏輯地處理每項細節，同時補足一些課堂時來不及細說的部分。

註 這本書並不能代替有系統的訓練及導師的臨床指導。成功的重點還是在於實踐，跟隨合適的導師鍛練一下，獲得更多的經驗及在指導下正確分析狀況。

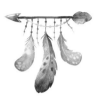

目錄

目錄 CONTENTS

第三章 能量療癒時的能量來源

第四章 預備場地、預備自己、預備個案

目錄 **CONTENTS**

第十二章　療癒師的課題與倫理

第一章

能量療法基礎原理

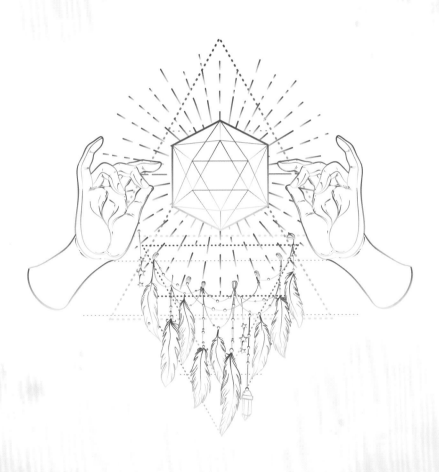

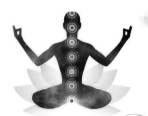

1-1

能量的來源

　　在身心靈的眾多書籍文獻裡，特別是提到有關能量療法時，除了「能量」這個詞語之外，「光」、「愛」這些文字也常常會出現，也有說「讓光指引」，或說「送出光」給某某的……但是，這些是怎樣發生的？能量從哪裡來？光從哪裡來？怎樣送出？淨化的能量、愛的能量又是什麼？怎麼知道哪個是淨化的能量、哪個是愛的能量？

　　先來談談最為人熟知及經常接觸的那個光：太陽光。在漆黑無邊的天際，我們能看見星星漫天滿布與月亮，星星本身是一顆顆會自行發光的星球，只因距離地球遠，沒有太陽這顆恆星來得熱力四射，而月球因為反射了太陽所照射的光芒，而讓我們得以從地球上看見。也就是說，太陽的光輝不但照亮了地球，同時，這個光也照耀著太陽系裡其他的行星。而科學告訴我們，陽光是一種能量，也有人稱之為「光能」或「太陽能」，這是早已從科學實驗裡得到證實的。所以說，我們所處的星空，即那片浩瀚的宇宙，都是被能量或光能所籠罩覆蓋的。

　　而眾所周知，太陽光可以說是我們最原始、最基本的能量來源。人類有賴進食動植物吸取熱量（卡路里）以及養分維生，而植物的生長又有賴於陽光。這些是在遠古時期，人類的先祖已由觀察中所得知的不變定律，所以先祖們會觀察太陽的

變化，在合適的時期播種、耕作及收成。時至現今，科學的發展讓人類得以運用科學的角度解構陽光如何影響植物生長。這些是最簡單、小學課程裡都會教的內容。植物當中存有葉綠素，葉綠素吸收陽光行光合作用，把陽光轉化為植物所需要的能量與澱粉。而當秋天來臨，日照變少，光合作用減少了，樹葉開始枯黃凋謝。由此可見，陽光供給植物生存的基本能源，讓植物轉化為養分。植物再將養分及能量供給人類以及各種動物。試想像，如沒了陽光，人類的食物或能量可從哪裡來？

除此之外，人類身體裡的荷爾蒙分泌、維生素的產生等，都與陽光有著密切關係。季節性情緒失調（Seasonal Affection Disorder）就是一個顯而易見的例子。由於日照少了，某些內分泌減少，而使人變得情緒低落。所以說，太陽光不斷籠罩覆蓋著地球以及太陽系，也同時提供了生命所需要的能量和活力。古時人類常把上天與太陽（日）並提，崇敬太陽神，由此可見一斑。而從宇宙中得到的能量，不就有太陽的能量？或許，各式能量療法裡所運用到的「光」已說明了太陽光的重要程度了。

葉綠素之所以是綠色，是因為葉綠素吸收大部分的紅光和藍光，但不太吸收綠光，藉此可以知道，在陽光的光譜中，有時並不是所有顏色的光都是適用的、需要的。這也就說明，在不同的情況下，可能需要不同顏色的光。在物理學裡，透過三稜鏡的協助，白色的陽光可折射成七個色調的光譜（圖1）。相對地，植物也有「機制」去吸取所需要的特定光譜的能量，把這個概念套入能量療法的系統，我們也能夠「有選擇地」運用不同光譜的能量。這就容許了不同的能量療法體系的誕生。

不同的能量療法體系的其中一項元素，就是所運用的能量或能量來源不一樣。

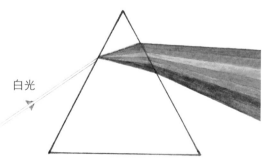

白光

▲圖1　三稜鏡對太陽光的折射示意圖

　　即便不同的能量療法體系運用的是不同的能量，能量的來源無非不是宇宙，也就是揚升大師（簡單說就是在靈性上得到覺醒的先知）、高靈（充滿了愛、光及智慧的靈性存有）、天使或神明。統一來說，這些都是頻率高於地球靈魂的存有。這些存有從哪裡來？怎麼出現的？在印度、埃及等文化古國，都流傳著這樣的神話，分別說有一位創世神（印度的是濕婆神，埃及的是太陽神 Ra），這個創世神會有不同的化身或原型（archetype），在人們生活的各個範疇協助我們。這不就像是日光，可以折射為不同顏色的七彩光芒，以不同面貌呈現？而其本質，也就是始於日光或是宇宙能量。所以，可以說不同的能量療法體系，能量的本源都是來自於宇宙的能量，經由不同的手法，去「有選擇地」運用不同的能量頻譜。

　　總括來說，在進行能量療法時，療癒師所使用的能量，不外乎就是宇宙大能的演化以及來自大地的能量。宇宙的能量，可以是直接地用本源光（宇宙能量），也可以是七彩光芒、不

同神格原型的其中某道光。每種不同的光或能量，都有不同的頻率，運用這些不同的頻率，可以在人體上達到不同的影響。另外，除了宇宙的能量，也有來自大地的能量。有的說法是神聖陽性能量及神聖陰性能量。「陰陽」的概念，相信大家不會太陌生。太極生兩儀，從蒼穹產生了陰陽，所以，能量也就分為陰陽。中醫認為天為陽，地為陰，陰陽不平衡就會導致各種疾病，而保持身體陰陽平衡，才會健康長壽。科學也證實，物質有陰陽，反映在正電子及負電子上。能量除了因頻率而有不同的色彩，同時，也有陰陽之分。陰性的能量如子宮裡的羊水，溫暖、柔和、婉轉、滋養；陽性的能量如瀑布，清涼、剛烈、直接、規律。陰性能量最適宜處理肉體，陽性能量處理心智體。情緒體則兩種能量都有不錯的效果。

除此之外，除了光能，我們四周的環境也充斥著不少的電磁波。早已有研究顯示，發電塔所造成的電磁波會對我們身體產生負面影響。而大家又有沒有留意到，覆蓋面積最大的電磁場是什麼呢？不就是我們的地球嗎!?東方有個說法，要接地氣，接地不就是這個地磁場，來自大地之母的龐大能量場嗎？

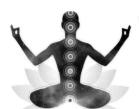

1-2
能量如何作用於身體

　　這裡就要說說這些能量是如何直接影響人體的。人體內，有很多的微電流在不斷傳送，例如心臟的跳動、神經末梢訊息的傳遞等，都依靠這些微電流，所以才有心電圖檢測、腦電圖檢測等儀器的出現。而且，早有研究或報導指出，居住在變電站或手機訊號發射站附近的人，健康都受到不同程度的影響。這已說明了我們的身體是會受到電波影響的。而電波又是什麼呢？電波其實就是一種能量場，這就很好的說明了，人是會受外在環境能量場所影響的。我們體內的各個細胞、各種內分泌、以至各項功能都或多或少會受到不同程度的影響。

　　近代物理學史上誕生的弦理論（String Theory），為能量療法譜下無窮發展的空間。弦理論又叫做萬物理論（Theory of Everything），它告訴我們，宇宙裡所有的物質都只是由一個基本東西所構成，由於這個基本東西的變化、運動速度、方向、幅度等各有差異，而演變成不同的物質。這個基本東西有別於我們小學或中學時代所學習的中子、電子等。這個基本東西是一微細的弦（string）。中子和電子只能移動，它們的運動變化不足以影響物質的構成。而弦除了移動，也可以產生不同的振動幅度，對，就是振動（圖2），因為振動的不同，可讓它是中子、質子或是夸克。

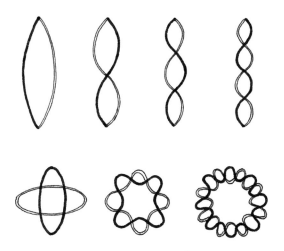

▲圖 2　弦理論示意圖

　　而能量，是一種振頻、一種頻率。以前有些電視台的綜藝節目找來男高音歌唱家，表演以高音把玻璃杯震破的橋段，利用的就是玻璃杯本身會有的音調，只要能發出與這個音調共鳴的音頻，就能藉著共振把玻璃杯震破。

　　我們的身體也有不同的頻率。這些頻率一般有一個範圍，超越了這個範圍，「弦」的頻率和振動發生改變，我們的身體就會變得不和諧，說白了就是生病了。早些年，德國的科學家已能利用音樂調整中醫學裡的經絡系統及印度瑜伽裡的脈輪頻率，從而促進健康。利用頻率，又或叫振頻，去調整身體狀況已時有所聞。除此之外，我們身體裡有百分之 70 都是水分，《水知道答案》一書中已詳細敘述頻率對水分子的影響。運用頻率，也可讓身體內的水分子發生變化，從而影響整體。同樣道理引申出去，利用宇宙間所存在的頻率或能量去調整身體能量系統，包括經絡、脈輪等，又或是改變體內水分子的結構，

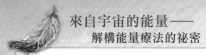

甚或影響身體裡的「弦」，從而促進健康，也就是可行的。

　　從另一方面來說，人類本身就如同其他動物一樣，能感知大地、宇宙的訊號，情況就像是天災前動物會大遷徙，即是說人類本就能與大地、宇宙連結，接收來自大地、宇宙的能量訊息，就像聲音能穿透大氣電波傳送到收音機，電波又是能量的一種，所以傳送電波等於傳送能量。但是，隨著物質文化的成長和科技的發達，人的很多動物本能都逐漸退化、甚至喪失了，這包括與大地、宇宙的連結，及接收大地、宇宙能量的能力，也包括部分人體自我療癒及調節的能力。當人類有傷口時，傷口會自行修復，同樣道理，體內的疾病也是可以自行療癒的。只是人類的飲食、生活等習慣讓體內能量水平降低，讓療癒的機制不能正常運作，甚至因能量水平過低，連病徵也未能正常顯現出來（可參考吳清忠的《人體使用手冊》）。能量能經由我們的脈輪和能量場，進入或離開我們的身體，並影響我們的身體狀況。當我們體內有足夠的能量時，自然，也可引發人體本應有的自我療癒功能。

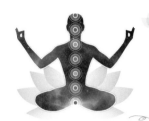

1-3

身體能量架構

　　我們的身體，除了肉眼可見的人體結構，也有肉眼不可見的能量結構。以往只有受過訓練，又或天生有靈通的人能透過「天眼」看見這個能量結構。如今隨著探測科技的發展，這個能量結構已可被拍攝或記錄。這些於近代才出現的科技，證實了古哲先賢的智慧。而先賢們的智慧，又有多少是尚未被現今科技所證實的？一如十七世紀以前，大多數人都認為地球是方的，直至哥倫布環繞地球航行一周後，「地圓說」才逐漸被人所認同，這可是要有一定程度的航海技術才能做到的。況且，現今科技所不能證實的事，也無法證實這些事物就不存在。或許，先祖們的智慧早已超越現今所謂的科技。古哲先賢說的縱使在當時無法印證，但仍然是有根有據、有邏輯、經得起驗證的，這些也間接說明不可引證不等同於沒有邏輯、沒有根據，在此奉勸大家不要被那些「無法引證」的藉口、前後矛盾的偽師所迷惑了。

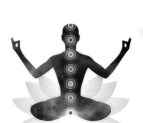

1-4
能量場（氣場）
及四體之間的關係

　　人體能量場，有些人又稱為氣場、磁場或電磁場（英文是aura、energy field、energy body）等等。正如之前所提及，人體裡有很多的微電流或電磁波，這些精微的能量（subtle energy）由結締組織（connective tissue）所儲存和攜帶，這些微電流會形成一個磁場。而在我們體外四周，也由能量所包圍，處處充滿了微小而高頻的振頻。

　　其實不只是我們人體，萬物都會有電磁場圍繞。從物理學的角度來看，電磁場會受到頻率的振動幅度、波長等影響，這些頻率也形成了電磁場的顏色。我們的人體能量場通常會有一種或數種顏色，分別是紅色、橙色、黃色、綠色、藍色、紫色、白色，這些顏色會混和，又或有不同的色調，但必然的，這些顏色都充滿著光輝，是一種富有生命力的能量，這就是所謂的氣場（aura）。

　　而這些氣場上的顏色，不就是太陽光照射在三稜鏡上折射出的色彩嗎？也就是說，身體氣場的能量和「光」的能量是相通的，只要我們能把這些光（能量）適當地經由脈輪導入，便能影響我們的能量場。

　　這個包圍我們人體的能量場，由於它們的能量精微，所以肉眼無法看見。能量場又分為好幾層，普遍認為至少有七層。

不同的文化傳承對它們有不同的稱呼，理解上或略有不同。基本上，這七層分別是身體（Physical body）、情緒體（Emotional body）、心智體（Mental body）、星光體（Astral body）、乙太體（Etheric body）、精妙體（Celestial body）以及因果體（Ketheric body）。它們一層比一層精微，通常身體、乙太體、情緒體、心智體是較為「易見」或可感應的部分，一般稱之為四體。而星光體、精妙體及因果體，因其能量精微細緻，有些系統會以靈性體概括之。

　　簡單的說，物質身體（肉身）就是靈魂的容器，用於在這世間行走，是人體能量系統中最沉重的部分；乙太體是物質身體的能量藍圖，是能量的DNA，有著能量脈絡，掌管著我們的健康；透過情緒體，我們能感覺不同的情感，知道自己的渴望或恐懼；心智體也被稱為頭腦或是理智體，是我們所有想法或念頭的家。

　　精微的能量一般會處在一個奇妙的平衡裡，如果這個平衡被打破，我們身體的能量場就會受到影響，這個影響有機會物質化，而成為病灶。中醫有所謂的「怒傷肝、喜傷心、思傷脾、憂傷肺、恐傷腎」，怒喜思憂恐，這些不就是會出現在情緒體或心智體的能量嗎？中華先賢早已懂得這些道理，我們能量體的任何一個部分如出現不平衡，就有機會發展成疾病。近代《黃帝內經》研究者吳清忠在研究《黃帝內經》後寫到：「人體的各種機能對人體的能量也有一定的要求。當能量下降到一定的水平時，組織的調節再生能力就大打折扣；再下降到某一水平時，自我治療能力就失去功能；再下降則廢物的排除能力、免疫能力都會逐一失去功效。」（參考吳清忠的《人體

使用手冊》）。

我們的每一個念頭、思想，無論是刻意的，還是無意識的，也會如影響我們的腦電波狀態一樣，可以直接影響這個包圍我們身體的能量場。思想、信念存留在心智體，會牽引著情緒體，而情緒體又會影響肉體能量。如我們能更覺察到我們每一刻的念頭，我們就更能掌握我們的能量場，並能保持身心健康。古哲先賢相信，脈輪的運作，不單只影響我們的氣場狀態，同時也能直接影響我們的內分泌系統，從而影響我們的健康。

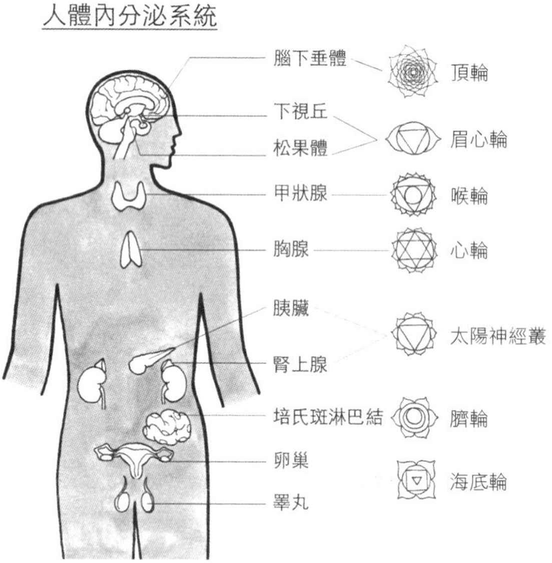

人體內分泌系統

腦下垂體 —— 頂輪
下視丘
松果體 —— 眉心輪
甲狀腺 —— 喉輪
胸腺 —— 心輪
胰臟
腎上腺 —— 太陽神經叢
培氏斑淋巴結 —— 臍輪
卵巢
睪丸 —— 海底輪

▲圖3　脈輪與內分泌系統關係示意圖

簡單的說，如一個人精神壓力大，常常處於緊張繃緊的情緒中，情緒也是一種能量，如這個情緒未能有效釋放的話，那這些能量就會烙印儲存在情緒體上，情緒體的平衡失去了，這

個失衡的能量會直接影響肉體能量場，並實體化為疾病。當脈輪不足以應付或處理這些能量時，就會變得疲勞衰弱，脈輪的平衡也就改變了，在脈輪運作的層面上影響著我們的健康。這裡舉一個例子，假如同事不斷地跟你說，上司是個脾氣暴躁的人，對下屬也很嚴苛，一個信念就此形成：暴躁的上司只會責備人。所以，當上司某日召喚你時，這個信念在你潛意識裡不自覺地浮現，你不禁去想，是否自己在工作上有疏失而沒察覺因此被嚴苛的、只會責備的上司召喚？然後，你開始感到壓力、緊張、焦慮等等，這個狀況持續的話，你或許會手心冒汗、心跳加速，再嚴重點，胃部開始不適、出現疼痛……這不就是很常見的情況嗎！？

　　心智體、情緒體和身體，都是互相影響著的。除了影響個人的健康，也會影響其周圍的事物。吸引力法則很明確地告訴我們，相近的頻率是互相吸引的，如果一個人身體能量欠佳，那他的心智體、情緒體又會如何？他的頻率如何？他會吸引怎樣的事物到來？

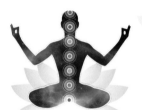

1-5

脈　輪

　　能量場與脈輪是息息相關的。脈輪（Chakra）這個詞原本是梵語，意思是「光之輪」，每一個脈輪，都是一個個的能量漩渦。每一個脈輪都影響著整體能量場，病態的脈輪會出現變化，這些變化體現在大小、顏色、形狀、旋轉和活躍程度上。當一個脈輪旋轉時，會產生自己的電磁場，與其他脈輪產生的電磁場一起形成整體能量場。能量場的主要顏色取決於脈輪所釋放的能量。即是說，一個人在一個高度情緒化的狀態下，由第二脈輪主導時，能量場會呈現橙色；而一個人在高度運用邏輯分析力的狀態時（第三脈輪主導），能量場就會以黃色為主。所以說，透過改變脈輪的狀態可以改變能量場的狀況。古哲先賢相信，脈輪不單只影響我們的氣場狀態，同時也能直接影響我們的內分泌系統，從而影響我們的健康。

　　一般會提及的脈輪有 7 個，分別位於人體中軸的 7 個地方。除此之外，還有兩個脈輪位於人體之外，一個在頭頂 4 至 12 寸的位置，另一個在腳下。每一個脈輪基本上是一致的，有同樣的大小和形狀。彼此之間是有共通性的，每一個脈輪能包含其他脈輪的訊息。每一個脈輪都有自己的「意識」，當其中一個脈輪比其他脈輪強力時，這個脈輪的「意識」就會作主導。歷史上的一些武運亨昌的帝王如成吉思汗，他們的海底輪都十分

強力，因為海底輪象徵「生存」，為了「生存」可爆發無窮力量，並且不顧一切。

　　除了這 7 個主要脈輪，人體上還有很多個小脈輪，總共有 144 個脈輪。這些脈輪比主要脈輪小，位於人體的關節及器官上。所以，有些能量療法，像是把手放在膝蓋或身體其他位置上，其實也是在透過脈輪處理身體能量，這也解釋了為何運用在脈輪上的技巧也可應用在關節上。人體的各個臟器都很重要，但是膝蓋承受了人體大部分的重量，在行走時是十分重要的角色，同樣道理，小脈輪與主要脈輪也一樣重要。再者，腳和臀部占了身體約 10 分之 4 的結締組織，前面提過，電磁波是由結締組織所儲藏和攜帶的，不難想像，我們的腳和臀部攜帶了大量的「能量」、生命力、「氣」。我們的雙手也有不少的小脈輪，所以我們的手也可以傳遞能量。

　　不得不提的是，脈輪以及其所攜帶的能量是沒有好壞或正負之分的。當脈輪這概念在早期由印度被帶到歐洲國家時，由於那些求道者在尋找資料時已有預設立場，所以出現不同程度的解讀。他們認為較高層次的頻率只存在於上三個脈輪，而較低層次的頻率存在於下三個脈輪。這個概念把人體分裂成兩部分，也把能量分裂成「好的（正能量）」和「壞的（負能量）」。所以，情緒和情感也被貼上壞的標籤。同時，由於早期繪製的氣場圖都是坐姿，腳和臀部的重要性長期以往都被忽略了。

　　在古印度，脈輪和能量並沒有分是好或壞的，它們只分別代表了三維的實相世界（下三脈輪）和神聖領域（上三脈輪），但這不代表下三脈輪就是不好的，上三脈輪就是好的。正如音

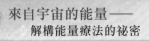
樂裡有不同的C調，脈輪的顏色也可以有不同音域的跨八度音的頻譜，海底輪的紅色也可以有很高及有效帶來生命力的頻率。所以，當我們說低頻（較低的頻率）時，並不是指下三輪。能量，也沒有絕對的好壞或正負之分，只有適合與不適合。試想，如果我們把紫色的頻率放在海底輪，會是如何？如果你的個案懷孕了，使用白色及紫色的頻率需要十分慎重。

很多時候，常聽到有人說要「開啟脈輪」或「關閉脈輪」，事實上，我們的脈輪是不能關閉也不能開啟的。這個說法主要表達的是脈輪的「活躍度」。當一個脈輪的旋轉太過沉滯，所釋出的能量不足時，要讓它活躍起來，這時就用「開啟」來表示；當脈輪的旋轉過度活躍，釋出的能量過多時，要讓它緩和一下，這時就用「關閉」來表示。

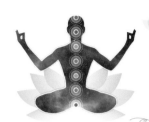

1-6
簡説七大脈輪與氣場關聯

海底輪（第一脈輪）

是身體意識的區域，對應肉體（Physical body），是所有身體的感覺。快樂、痛苦以及強大的憤怒情感，都源自這個脈輪。此外，所有的生存需要和自我保護的本能也是受這個脈輪所影響。

臍輪（第二脈輪）

對應情緒體（Emotional body），所有的情緒都在這裡處理，也由這個脈輪所掌管。

太陽神經叢（第三脈輪）

對應意念體或心智體（Mental body / Intellectual body）。思想、觀點和判斷，都源起於這個脈輪和受其掌管。

這三個脈輪位於較低的位置，分別對應身體、情緒體和心智體，比較容易理解，意思也很顯而易見，故沒有太多說明，較高的脈輪會有更多的解說。

心輪（第四脈輪）

對應星光體（Astral body）。這是超越三維實相的一層，是剛好高於身體，情緒體和心智體的一個「體驗式」層面。星

光界是一個覺醒意識的領域，是物質界和靈界的橋樑。是我們睡夢中旅行的世界，是夢的世界。星光界也代表意識覺醒的領域，在裡面可發生蛻變和超個人（transpersonal）體驗。

喉輪（第五脈輪）

對應乙太體（Etheric body）。這是靈性境界的第一層，因此這脈輪是一個人「特異功能」的開始。乙太體是最重要的，是身體的模板。換句話說，這是一個承戴我們物理型態的一個完美的模板、「光體」。乙太體是我們身體的靈性模型，是我們生命和生命力的完美全息圖。「乙太物質」被認為是牽引宇宙組合在一起的力量。在靈性層面，乙太體被一些靈視者描述為藍色光或淡淡的「網絡」般的延伸、圍繞身體，又或同時存在於體內。有人就用這來解釋有關病患截肢後，仍會感到該肢體的幻痛（phantom pain），就是因為乙太體的原因。因為乙太體是所有物質在實相的模板，時間的力量（特別是指準確知道做某事的最佳時間）、言語和自我表達的能力也是受乙太體所掌管。由於乙太體是完美的，我們對公平、真理和完美的認知，都包含在這個乙太體或覺醒領域之內。乙太體就像是我們完美的雙生子，代表著我們的完整和較高的潛能。

眉心輪（第六脈輪）

通常被稱為「第三眼」，對應天體或精妙體（Celestial body），跟乙太體一樣，屬於靈性層面。這裡存在著我們的未來和我們進入未來的鎖鑰。「精妙體」這個字源自於古代，未來被認為存在於太空，我們每個人都會死亡，然後成為天空上的星星，回歸到神聖的懷抱裡。但是，要回歸需要累積足夠的

光（覺悟）。精妙體就是光的領域。精妙體也與光線有關，影響著所有能讓我們「看見」事物的光。換句話說，精妙體使我們能「看見」。這裡是「視覺」的領域，可以在夢裡、思想裡、現實裡顯化成靈視、千里眼、觀照、洞察、遠見、靈感、靈能現象等等。

頂輪（第七脈輪）

對應因果體（Ketheric body），Kether這個字是希伯來語的「桂冠」之意。因果體掌管和影響靈性領域（又叫靈界）。這個因果體裡存在著我們的靈性人生。因果體是我們連接神聖，與其融為一體的地方。

練習一 開啟及關閉脈輪的練習

1. 雙掌互相磨擦，刺激掌上的小脈輪，使能量更好地流動。
2. 坐下或平躺。
3. 輕鬆地呼吸。
4. 讓自己感知周圍的空氣以及能量。
5. 雙手合掌，擺放於胸前。
6. 深呼吸，吸入能量，再呼出負能量（或你已不需要的能量），深呼吸，再深呼吸。
7. 將右手移到第一脈輪，手掌向著身體，用口吸氣，觀想紅色的光入，用鼻呼氣，黑色的氣出，直至呼出來的氣是光亮的。然後默念，我願意容許這個脈輪回復到最和諧的狀態。
8. 將右手移到第二脈輪，手掌向著身體，用口吸氣，觀想橙色的光入，用鼻呼氣，黑色的氣出，直至呼出來的氣是光

亮的。然後默念,我願意容許這個脈輪回復到最和諧的狀態。

9. 將右手移到第三脈輪,手掌向著身體,用口吸氣,觀想黃色的光入,用鼻呼氣,黑色的氣出,直至呼出來的氣是光亮的。然後默念,我願意容許這個脈輪回復到最和諧的狀態。

10. 將右手移到第四脈輪,手掌向著身體,用口吸氣,觀想綠色的光入,用鼻呼氣,黑色的氣出,直至呼出來的氣是光亮的。然後默念,我願意容許這個脈輪回復到最和諧的狀態。

11. 將右手移到第五脈輪,手掌向著身體,用口吸氣,觀想藍色的光入,用鼻呼氣,黑色的氣出,直至呼出來的氣是光亮的。然後默念,我願意容許這個脈輪回復到最和諧的狀態。

12. 將右手移到第六脈輪,手掌向著身體,用口吸氣,觀想紫色的光入,用鼻呼氣,黑色的氣出,直至呼出來的氣是光亮的。然後默念,我願意容許這個脈輪回復到最和諧的狀態。

13. 將右手移到第七脈輪,手掌向著身體,用口吸氣,觀想白色的光入,用鼻呼氣,黑色的氣出,直至呼出來的氣是光亮的。然後默念,我願意容許這個脈輪回復到最和諧的狀態。

14. 把雙手放在身旁兩側,感受你全身都充滿了光的能量,光的能量包圍籠罩著你。

15. 把意識放回你的身體,感覺你的身體充滿能量,帶著喜悅、平靜、輕鬆地張開眼。

練習音頻可掃下方 QR code:

▲音頻連結

第二章

細說脈輪及氣場

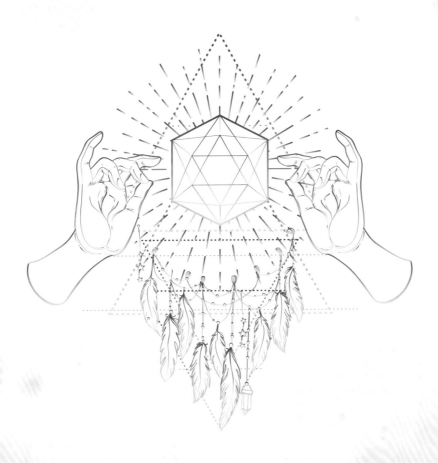

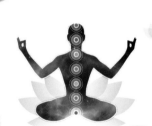

2-1

脈輪概述

　　以下資訊都只是參考，切勿死記硬背，使用時應靈活彈性運用，每個人情況都不盡相同，所以，當需要演繹資料時，需因個案本身的情況及其獨特性作個別彈性處理，切忌墨守成規，有時更可去多點信任自己的直覺，勿因資訊而懷疑局限了自己。

　　其一就是，不同的文化體系對人體脈輪及氣場的理解都不盡相同，很多都是透過日積月累、多世代的觀察及領悟所得；加上語言不同，有時在翻譯的過程中難免失真。故此，請以開放的態度去接觸不同的資訊，感受當中所傳遞的內容，而不要受文字或名詞等制約束縛。資訊有落差時，可從歷史、文化特質、語言翻譯等方向探討，加深了解，有時或許會發現，資訊是同一事件不同面向的展現，或許也會發現資訊出現了扭曲、偏差或被斷章取義。

　　脈輪是處於活動狀態的，有些脈輪能量較順暢活躍，有些脈輪則因能量堵塞而顯得凝滯不暢通，而且每一個脈輪都互為連接、互相影響。這意味著，改變某一個脈輪等同於改變其他的脈輪。人體有 7 個主要脈輪，位於人體中央，與脊椎平行，分別位於：會陰（海底輪）、肚臍下方（臍輪）、肋骨下方倒 V 形區域（太陽神經叢）、雙胸之間（心輪）、咽喉（喉輪）、

眉心（眉心輪）及頭頂（頂輪）。

第一至第三脈輪一般被稱為「下三輪」，第四脈輪是「橋樑」或蛻變中心，第五至第七脈輪被稱為「上三輪」。一般情況下，環境能量由雙腳經由海底輪，即脊椎底部進入，能量從身體前方離開海底輪時，會向上流動並由肚臍下方進入臍輪，再由背部離開；然後由背部進入太陽神經叢，由前方離開；再經身體前方進入心輪。如能量足夠、沒被堵塞，則會繼續向上流動，由後方進入喉輪，由前方離開；由額前進入眉心輪，經過腦下垂體，最終到達頂輪，並從頂輪湧出。即是說，能量的行進方式是呈前後 S 形，如圖4所示。

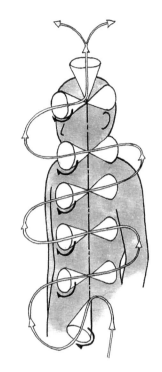

▲圖4　能量繞行 7 大脈輪行進方向示意圖

　　一個健康、運作良好的脈輪，在身體前方觀察的話，是會以順時針方向轉動的（在南半球則是逆時針方向）。如能量出現阻塞，脈輪的轉動幅度較弱、呈橢圓形旋轉、甚至以反方向方式轉動（參考圖5）。反方向方式轉動的脈輪，除了有可能是身體出現毛病，也存在著另一種可能性，就是女性每月的經期前後，約有九天的時間能量是在逆行的，這時候的能量在更新釋放，隨著血液及子宮內膜的脫落，舊有的信念、想法、負面感覺等也在釋放，這時，有部分脈輪會以逆時針方向轉動。

而男性也可能在能量上出現類似狀態，所以，脈輪往反方向轉動不一定等同處於虛弱狀態。

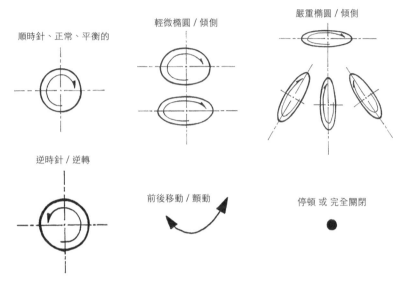

順時針、正常、平衡的

輕微橢圓／傾側

嚴重橢圓／傾側

逆時針／逆轉

前後移動／顫動

停頓 或 完全關閉

▲圖 5　能量轉動方向與幅度示意圖

　　脈輪轉動會產生出獨有的頻率，每一個脈輪的獨特頻率交互影響，就形成了我們色彩豐富的氣場。當脈輪正常運作時，位於較上方的脈輪頻率會較高。脈輪除了旋轉，也有對應的極性，就像是電路或電池一樣，有正負極。根據向上行進時的 S 路線，在身體正前方觀察時，「釋出」能量的脈輪為正極（或叫陽性），「吸入」能量的脈輪為負極（或叫陰性）。

　　所以，第一、三、五、七脈輪為陽，二、四、六為陰（見圖 6）。掌握生命力的海底輪為陽，處理情感的臍輪為陰，太陽神經叢傾向陽性，帶來蛻變的心輪為陰，掌管表達的喉輪為陽，帶來創意及智慧的眉心輪為陰。一旦達到自我實現，頂輪啟發後，我們便不再受到局限，我們得到蛻變、不再分裂、天

人合一，我們「完整」了。

　　相同極性的脈輪，在能量層面及功能層面又相互彼此影響、互為關聯，例如第三脈輪與我們的身分認同相關，這個身分認同透過第五脈輪，即喉輪得以表達。當我們想要得到改變，我們需要在正極的脈輪注入能量，讓想法流動。如我們想要感覺到自在，我們需要在負極的脈輪注入能量。

　　有關於脈輪的色彩，雖然不同的文化有不同的認知，但一般來說，都與彩虹的色彩有關。一般情況下，第一脈輪是紅色、第二脈輪是橙色、第三脈輪是黃色、第四脈輪是綠色、第五脈輪是藍色、第六脈輪是紫（紫羅蘭）色、第七

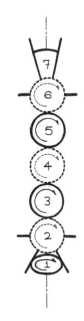

▲圖6　7大脈輪的極性示意圖

脈輪是白色或金色。脈輪在色彩上的關聯性表現在「互補色」中。互補色，也稱對比色，顧名思義，即互成對比的兩種顏色，兩色組合時會相互抵消，抵消就是指呈現像是白色或黑色的灰階效果。當兩種互補色比鄰放置時，會出現最強烈的對比度。

　　互補色包含紅與綠、橙與藍、黃與紫。透過色彩能量的運用，可以藉由互補色平衡或增強較弱的脈輪，帶來健康上的改善。例如於痛症或炎症中，可發現紅色能量過多，這時可以用綠色能量協助處理；情感上的傷痛讓氣場變成橙色，這時可以運用藍色能量處理；結構性問題則可使用紫色調節。

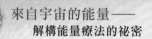

當能量進入身體時，脈輪會自行吸收對應的色彩，有些能量療癒師會因白色包含所有的色彩而偏好用白色的能量，但如若有脈輪相對較弱、又得不到足夠的能量補給時，如此作法只會讓其他脈輪更有機會出現能量過盛的情況。身心靈講求平衡，瑜伽追求和諧，道家講求中庸之道，因而我們體內所有的脈輪也需要達到平衡，這樣身體才能良好運作，我們才能「完整」的存在。

當脈輪能量不平衡時，身體就有機會出現病變。有典籍記載，有民族因能量不平衡導致脈輪移位，第一脈輪向上移至太陽神經叢，主管原始感受的第二脈輪上移至胸前，導致原本第一脈輪對生命的覺知及概念，與原本在太陽神經叢的智力產生混淆；第二脈輪的原始欲望與心輪原有的大愛混淆了，第四脈輪的精微感受影響了第六脈輪的洞見，使人對實相世界的覺知產生偏差，這是非常不健康的狀態，在肉體層面引發各種病症，甚至導致思覺失調。

為了讓大家更清楚各個脈輪的特性，以下將分節進一步介紹人體 7 大脈輪。

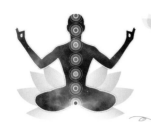

2-2

海底輪

　　這是讓我們能在這物質實相中行走的根基。海底輪對我們的身體狀況有重大影響，因為海底輪在我們盆骨的位置，而我們盆骨裡面就是人體最多骨髓的部位。西醫要取骨髓樣本時也都是在盆骨抽取。我們血液裡流動的紅血球、白血球以及血小板都是由骨髓生產的，即是說，血液相關的健康問題都源自骨髓，即盆骨區域。血液相關的問題包括有貧血、血壓高、凝血功能異常等等，因此海底輪是我們的生命力、生存的動力、對生命的渴求，海底輪出現問題，攸關生存大事。

　　海底輪是我們連接大地的部位。我們的海底輪強壯，才能讓我們更好地與大地連接，踏實地行走在這地球上。同時，也能讓我們把不需要的、多餘的能量傳導給大地去處理。大地是天然的、把排泄物化作養分的地方，負能量亦是如此。這也是扎根接地（Grounding）常會被提及的原因。只有海底輪運作良好，連接大地，才能讓負能量釋放至大地、並導引來自大地滋養的能量，讓能量得以循環不息。簡單來說，扎根接地就是讓我們實在地、踏實地連接大地。

　　海底輪對應肉體能量場（Physical body），除此之外，也對應著我們的生殖腺，即卵巢或睪丸，是有關人類繁衍後代的能量，是生殖問題的根源。說到這裡，就不得不說「偉哥」的故

事。在「偉哥（威而鋼）」（Viagra）初面世之時，目的是用以治療男士性功能障礙的，隨著「偉哥」的使用，人們發現「偉哥」疑似產生併發症——心臟病。這個一度被視為為人類帶來性福及協助種族繁衍的藥物被人質疑了。投資了不知多少人力、物力研發「偉哥」的藥廠當然不會就此不理，在這之後進行了大量的研究。其中一個發現，就是患有性功能障礙的男性，大多數都是心臟病的高危族群。所以出現另一種說法，就是導致心臟病的危險因素與造成勃起功能障礙的因素多有重疊，包括有高血壓、高血脂、高血糖、肥胖、動脈粥狀硬化、愛抽煙喝酒或是缺乏運動等等。時至今日，這些資料隨便在網絡上搜尋一下就可找到。性功能障礙對應的就是海底輪，所以說，一旦海底輪出現問題，也就與血壓及血壓引起的心臟問題有關了。

當一個人的海底輪出現問題，即有機會發展成貧血、高血壓，又或是性功能障礙。而貧血及高血壓又會引發頭暈，與心臟病相關。換句話說，頭暈也可能是由海底輪的問題引起的。頭暈也可能是由其他因素導致，不一定是海底輪的問題。筆者再一次強調，要彈性處理，勿死記硬背。由於缺乏活力，除了身體層面，心智情緒也會受到影響，容易變得消極沮喪，社交生活也會受影響，如不適時處理，隨著能量越來越弱，或有可能演變成抑鬱狀態。如能量療癒師遇到負面消極、有抑鬱傾向的個案，需留意個案的海底輪狀態，若海底輪能量過弱，是一個很危險的訊號，需即時處理。

海底輪也代表著我們的血緣關係、血脈關係，是我們與父母、祖父母及祖宗之間的關係。更深層面的，也就是業力關

係，是家族血脈帶給我們的業力。天生遺傳的血液問題如地中海貧血，很有可能是家族上的能量問題。這是在療癒過程中可發掘研究的方向之一。當然，一個人患有貧血也可能是其他原因，或不完全是家族問題，切忌急著下判斷，從各個角度觀察事情。

　　在元素上，海底輪是對應火元素的，是生命之火花。

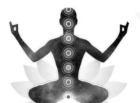

2-3

臍　輪

　　一般來說，臍輪是在肚臍下方約一寸的位置上，對應著情緒體，與情緒及情感有關。由於情緒兩字背負了太多的情緒勒索的負擔，筆者較傾向使用情感一詞。

　　為何說情緒兩字背負了太多負擔？只要回想一下，在你的生活中有多少次這樣的經歷，你明明占理卻不得不忍氣吞聲，雖說是為了大局、為了所謂的團隊合作、為了所謂的專業服務態度，然而，事態總會演變得越來越嚴重，終有一日你爆發了！然後，因為往昔的積壓，你爆發的頻率越來越頻密，又或當你向你的上司爭取公平待遇時，你的上司總會說你太情緒化，訓戒你有情緒不是好事云云……這麼說，你明白了嗎？情緒兩字已被貼上了負面標籤，有情緒就像是你不對似的……

　　臍輪掌管我們的感覺，以至最原始的情感，包括憤怒、妒忌、自憐、焦慮、恐懼等等。恐懼其實是輔助生存的力量，倘若人們不懂得恐懼為何，或許早已滅亡。試想像一下，你看見遠方有一頭獅子猛獸正在獵食，那一刻你本能地升起恐懼，致使你手心出汗、心臟加快跳動，壓力邊增讓你感到不自在，這種原始的本能實際上有一個有意義的目的：使你更清晰地思考並更加敏銳地察覺周圍環境的狀況，同時作出反抗或逃跑（fight or flight）的預備，這一切都是在確保讓你能夠活下去。這些情

感是有目的地存在的、是自然而然的，正如在能量結構裡已有情緒體（Emotional body）這一部分，這是我們生存所需要的。每項情感背後都帶有訊息，可以是舊日的創傷，也可以是新的、針對當下的。如若這些原始情感受到壓抑、得不到處理，都會在臍輪反映出來。

曾經有一位個案，他的肚子突然在幾星期內急速膨脹，像是有了好幾個月的身孕一般，療癒師發現了他把所有的負面情感埋藏並解離了，看似他不再受到這些情感困擾，然而，這些被解離的情感並沒有消失，只不過是放在臍輪某區域並被隔離了而已，就好比電腦的保安程式會把偵測到的病毒或木馬程式存放在隔離區域，等待下一步處理，這樣可以讓我們暫時繼續正常生活。有時，情感的負荷過大會讓我們不能運作，簡單如在辦公室工作時突然淚崩，這是理性無法解釋的事。所以，不去感受情感並不代表問題就已處理好了。這些能量都會儲存在臍輪。同時，根據中醫經絡理論，帶脈——圍繞我們腰部的一條經絡，就是儲存負性能量的位置，這與脈輪的理解殊途同歸呢。

亦有人引申到內在小孩。關於內在小孩，不同的文化或有不同的演繹。有的認為是童年時期的創傷，亦有認為是我們潛意識的部分，但共通點都是，內在小孩其實是隱藏在我們身體或意識裡的一部分，也有人說，內在小孩是我們最真實的自己。這個自己，有的是從小時候起便累積了一堆未完全處理的情感；有的是已戰勝了恐懼、療癒了創傷，成為了強大的存在。值得一提的是，很多時候，小時候引發的創傷事件，可能在大人眼中是很小的事情，但是由於小孩的價值觀、世界與成

年人不一樣，這些在我們長大後認為是小事的事情，或許已經在孩童時期留下深深的烙印，而這些不是我們的頭腦理性分析後告訴我們都是小事情，沒多久就會不了了之的。

這些傷痕在曾經的那一刻已然留下，不會隨著時間磨滅，都會成為我們潛意識裡的制約。而這一切，都源自於情感。小時候當你把辛苦砌成的模型拿到父母面前，向他們分享你完成了這個偉大事情的喜悅，你的父母卻因為一些小時候的你所不明白的原因，叫你拿走它，這時你變得失落、不愉快、甚至有其他各樣的情感，甚或覺得自己不被接受了。等到你長大後，你或許會再次遇到類似的經歷，你把辛苦完成的計劃書拿給上司，卻被上司退回去了，原因可能是很簡單客觀的如公司預算不足等，由於你過往的創傷，讓你心裡產生了「我不被接受」的信念，再一次地，你變得失落、沮喪、自我否定、情緒反彈、憤怒、埋怨等等，各種各樣的負面情感隨之而來。

很多時候，事情的本質是中性的，但因為情感讓事情有了好與壞。簡單的一個動作，譬如朋友看見你頭髮上有落葉花瓣，他舉起手靠近你的臉部，想替你拿走那落葉，你卻緊緊閉上眼睛，並向後退⋯⋯這是怎麼了？這或許是因為你小時候有被掌摑過，以至於有手靠近你面前，你就會反射性地躲避。動作本身可能是中性的、甚至善意的，但因為曾經的創傷、舊日的恐懼仍在，一個簡單的動作或是一句話就會勾起你舊日的感受，因而出現了意外的反應。這些都是我們的內在小孩啊！所以說，我們需要療癒我們的內在小孩。

可惜，在我們所接受的教育以及我們的成長背景裡，情感上的教育往往是被忽視的。當我們哭泣時，大多數的情況都是

被勸說不要哭，鮮少有去探索哭泣背後的訊息、原因及心理感受。沒有人會去注意我們是否覺得委屈還是悲傷。一直以來，我們被教導的都是去壓抑或忽視自己的情感，然而就如前所述，這些情感的能量不會因為我們停止哭泣就會消失，它只會埋藏在潛意識深處，日後遇到類似事件時便成為了導火線，隨時會爆發出來，但也可能會繼續壓抑，這個能量一直在累積，就像是滾雪球般越滾越大。這些情感一直堆積，或許，直到有一日我們不勝負荷，將以毀天滅地、傷己及人的方式爆發出來。

　　有位朋友患有潰瘍性結腸炎，醫生跟他說是與遺傳有關的自體免疫問題。從能量上看，這是臍輪的問題，情感上有太多的壓力得不到釋放。朋友的父母十分傳統，從面相及行為舉止上看，是非常傳統的家長管教式作風，表面上看似開明有商量餘地，但實質上一切已安排好，只能按他定下的規矩行事。這位朋友應該從來沒有向父母說出他心裡真正的想法，使得這些鬱積的情感能量影響著他臍輪的運作。

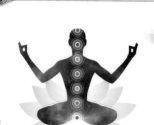

2-4

太陽神經叢

　　這對應著心智體，是我們的想法、信念、個人意見，是我們的身分認同。太陽神經叢的狀況會反映在胃部，例如胃痛、胃潰瘍等，這些徵狀普遍被認為是由壓力引起的，而這些壓力包括：自己的意見有沒有被聆聽，能否接受別人與自己的相異之處等。這脈輪也與我們的腎上腺素有關。腎上腺素是我們面對危險、需活命時逃或打（flight or fight）的關鍵。

　　能量是由下往上運行。中式各家氣功都著重鍛練，例如站樁、下丹田等；瑜伽也著重昆達里尼（一種被認為蜷曲在海底輪的生命能量），有關於脈輪的冥想都是由下而上的。不難發現共通之處都是先處理身體下方的能量。海底輪是我們原始的生命力與動力，再發展出情感，找到身分認同、經歷想法；而情感受威脅時，會引起生理反應預備逃跑或戰鬥。脈輪是互為影響的。如果一個人的自我價值或自我認同出現問題，有可能與情感及生存恐懼有關。

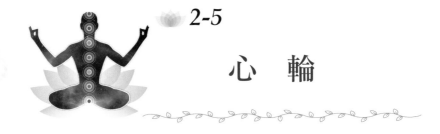

2-5

心　輪

　　這連接我們的星光體，某些系統會把靈性體劃分成四部分：星光體、乙太體、精妙體、因果體。由於這四部分的能量很細緻精微，需要很靈敏的觸覺才能分辨，所以有些系統便以靈性體統稱概括這四類。心輪也是有關情感的部分，與臍輪的不同在於，它處理的是成熟的、細緻的情感，包括大愛、慈悲。

　　強壯的海底輪及沒被扭曲的原始情感，經過信念、個人認同、對每一個人的獨特性的認知、理智的過濾等等，才成就心輪的大愛。即是說，大愛不等同於溺愛縱容或是盲目的愛。說到這裡，不由得要提及一個常被濫用及斷章取義的詞：「包容」，包容不等同包庇縱容，哪怕身心靈裡常提及要光與愛，但也不等同就需要包庇縱容一些不合理及過分的人事物，這只會形成惡性循環、情感勒索、藉光與愛來消費他人。如若一個人不懂愛，可能與身分認同、情感創傷、生存恐懼等有關。有些個案因海底輪及臍輪缺乏力量，更難以去愛，所以會演變出索取愛及關懷的情況。

　　心輪亦是帶來蛻變（transformation）的地方，一個人如想要變化、成長，需要先留意心輪的狀態。若心輪過分堵塞、不「開心」，缺乏了心輪的支持，改變成為了一件很困難的事情。所以有些習慣吐苦水的人，每天都在向你抱怨他的苦況及

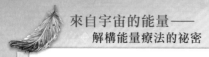
不如意，但卻做不到改變現況，這是因為他沒有足夠的動力、
能量支持。要改變首先要打開心輪，處理心輪的堵塞需要足夠
的動力、生命力。這也是「有雞先，還是有蛋先」的狀況。動
力、生命力足夠了，人變得開心了，就會有動力、生命力。這
些是相輔相成的。所以遇到這情況可從至少兩個方向展開處
理。心輪在胸腺的位置，胸腺掌管我們的免疫系統，這也是為
何「不開心」的人很容易生病，常常患上小感冒、傷風、咳嗽
等小毛病。

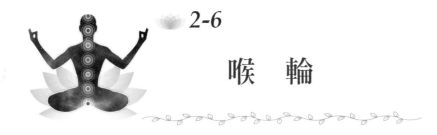

2-6

喉　輪

　　這是表達、是溝通、是創造。這裡的創造跟臍輪的不一樣，臍輪是生命的創造，而喉輪是想法、創意、靈感的創造。在這裡，情感、思想等能量化作聲音，在物質世界中顯現。這亦是我們內在心靈向外在實相表達的橋樑，讓我們的本能、感覺、情緒、願望等得以如實地表達，當昆達里尼能量上升至穿越喉輪時，這是在穿越自我時邁進了一大步。喉輪的能量可讓我們超越時間與空間的限制去探索真理，所以喉輪也與時空有關。

　　喉輪的位置對應甲狀腺，也掌管著咽喉、鼻腔。當一個人憤怒地無法以言語表達時，廣東話會用「谷住道氣」、「條氣唔順」來形容。喉輪出問題的人，常會出現口不對心或沉默不語的情況。經筆者觀察，不少患有鼻咽癌或口腔癌的人，不是口不對心、用奇怪語氣來表達自己，就是沉默不言、不去表達自己，這些都是因喉輪運作不順，出現能量問題，然後反映在相關部位上。

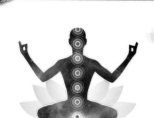

2-7

眉心輪

　　在印度又叫作智慧之輪，與松果體有關。所以有人說，要打開「第三眼」就要激活松果體，然而激活松果體其實是為了打開「智慧之輪」。智慧不是智識、資訊、書本裡的東西。開了智慧，是「想通」了、「靈光一閃」、「看得透徹」了，是對事物本質的認知，是洞察事物的真相，所以能在宏觀層面得到啟發及洞見，是靈感與感知的來源。舉例來說，連續劇常見橋段中，上司安排了一個艱巨的計畫或難搞的客戶，跟下屬說：「只有你有能力處理。」有多少人能事先看透這只是上司要讓下屬接下計畫或客戶的說辭而已？但開了智慧後，就能看到上司的目的，這個「看到」不一定是靈視能力，而是看得更多、更遠、更深、更清晰，這有時也不一定是好事呢。

　　也因為「清晰透徹」了，所以對世界的感知更為強烈，這個強烈的感知甚至能讓你察覺到超自然（Supernatural）或形而上（Metaphysical）的物象，如神靈天使的存在。這可以說是啟發了智慧後的副產品。所以，不要妄信開了三眼就是提升了，透支能量非自然地開啟三眼，只會讓根基不穩，對日後發展造成深遠影響。接續前例，因為啟發了智慧，讓你看見上司實質上是想把燙手山芋交給你，然而因為你的根基不夠強壯，你的下三輪未夠強壯穩定，你的臍輪尚未能消化這些情緒，你的情

商不足，你產生了各樣的負面情緒，最後導致能量管道堵塞，讓臍輪更不平衡，引發胃痛、肚痛等，然後你不開心了，因此心輪堵塞了，憤怒委屈的話語卡在喉輪裡，引發了一連串的連鎖反應。情況嚴重者，反而會讓人走上靈性歧路，分不清實相世界及夢世界，活在虛妄之中。

　　筆者有時會跟學生打趣說，要開三眼「看見」靈界也不一定要能量很好或高頻。筆者任職於腦外科時，留意到不少因腦部病變而癱瘓的病人都能「看見」，其中最明顯的是某個靠窗的床位，可以說是萬試萬靈。這些病人們都沒有自主活動的能力，為避免得壓力瘡，都要定時給他們翻身，每一個在那床位的病人，到晚上如讓他們面向窗戶，他們都會帶著一副驚恐的表情整晚張著眼不入睡。所以，如果說能「看見」就是提升了的話，那筆者舊日的病人都是高人哦！這是在提醒大家，千萬不要本末倒置，以扭曲的方式打開三眼，這不是提升了智慧，不是真正的啟動眉心輪。我們開了智慧、眼界宏觀廣闊了，才得以「看見」那些不受實相世界干擾的非實相世界的事情，而非能看見乙太世界就是提升了。

　　而智慧的顯現不一定就是看得見非實相世界。歷史上不少有智慧的大儒及開悟者，其智慧表現在行為、在處事、在待人方面上，當然不能排除他們有「看見」的能力，但有多少位是因「看見」而被稱為大儒或開悟者的？「看見」充其量只能算是副產品而已，開啟了第三眼、開啟了靈視力也不代表就是有智慧及開悟了。而有智慧及開悟了的也不一定是踏足身心靈這圈子的人。更多的可以是在自己的專業領域上展現其能力並得到成就的人。切忌本末倒置、揠苗助長，不要因為要開三眼而

去開三眼。

當不斷地清理釋放、調整自己的能量管道及脈輪，處理了自己的課題，自身能量更為清澈及強壯時，就會受到較少的干擾、主觀影響以及自我投射。自我投射，也可以說是以己度人，例如你每次敲開上司房門都是為了去打別人的小報告，某日當你看見有其他同事去敲上司房門，你會下意識地去想同事也是去打小報告的，甚至會猜想是在打你的小報告。踏入身心靈這圈子，要修的也就是這些，處理自己的內在、那些因內在而出現的自我投射、自我、虛妄等等，不再被自我所控制，沒了這些干擾後，我們就會越來越清澈，看透事物的本質及幻相，這就是智慧。同時，我們也能更不受干擾地連接乙太世界。

如果我們的能量管道不清澈，哪怕讓你以非自然手段打開了靈視能力、連接了乙太界，情況也會像是一台訊號接收不良的收音機或手機，一切的資訊都會失了真。所以，不論是印度瑜伽還是中國氣功，很多修練都著重由下而上的鍛鍊。各家的氣功都會練習站樁、鍛鍊下盤；瑜伽的冥想很多時候也是由海底輪開始。這不恰恰說明，我們要從下而上地、逐一地處理我們的能量中心，能量由下開始累積，打穩根基，當我們處理好自己的能量管道，能量滿溢，再上達眉心輪時，自然而然就會打開更多的感知，物質世界與乙太界的障壁變得薄弱，就能自然地察覺到非物質事物。

量子物理早已確認萬物都只是頻率，就像大氣中的電波經過收音機、手機的演繹才顯示出來。乙太界的資訊也是如此，經由頻率透過我們自身的演繹，才成為我們所「看見」的。就像手機，我們所看見的會受運作介面、顯示器等影響，如運作

的是中文程式，我們就會看到中文，如運作的是英文程式，看到的就是英文，色彩的鮮艷度也受硬件影響。同理，如果我們的能量系統不清澈，接收到的也將是失真的、扭曲的。要開悟得智慧、讓眉心輪啟動，就要先打穩根基、讓自己的能量系統清澈健康，就需要處理經年累月下來的各種能量堵塞，這包括情感創傷、過去經歷、自我投射等等。一旦能量系統恢復健康、越來越清澈後，除了能減少受到的干擾，也能容納更多、眼界更開闊，也能放下並釋懷，這就是我們常說的「療癒」。

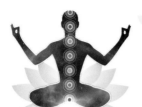

2-8

頂　輪

　　這是讓我們連接宇宙神聖的能量中心、是天人合一、是宇宙意識、是對宇宙的覺知。當我們連結神聖宇宙，就有機會感知到，相對於廣闊無邊的浩瀚宇宙，自己有多麼地渺小，臣服之心油然而生。

　　海底輪是我們連接大地能量的脈輪，而頂輪讓我們連接上天，這兩個脈輪是我們行走在世間的重要橋樑，猶如一個完整電器線路，器材需分別透過正極及負極連接至線路，才能讓能量順利流通、正常運作。又如一座高樓，向上發展之餘，若要能屹立不倒，就要有深厚地基。要打好能量基礎，就需注意海底輪狀態，這也是為什麼我們常說要扎根落實（Grounding）。

練習二　與內在小孩對話

　　在這個練習中，你將會向你的內在小孩發出一些問題，這會讓你更了解自己。相信你那即時性的、立刻出現的、第一個的反應或回應，那就是來自你心深處內在小孩的訊息。筆者建議每天都用一點點時間，跟自己的內在小孩溝通。

　　先坐下或躺下，深深地呼出一口氣，想著所有的日常瑣事都隨之呼出。

　　讓自己感受一下肩頸，可以轉動一下雙肩使自己能更好地放鬆。

　　記得，所有的答案只需要你自己知道，不用跟別人分享，可以讓自己自在一點。

　　預備好了嗎？那就開始讓你的內在小孩跟你對話，讓你知道以下每個情況：

1. 今日的我，有活力嗎？

2. 今日的我，最快樂的是？最負面的感受（可以是任何的負面情感，如傷心、憤怒、委屈等）？有引發我內在恐懼的事物嗎？

3. 今日的我，有讓別人聽見嗎？那是什麼？我有聆聽別人嗎？我聽到什麼？

4. 今日的我，最讓我自己稱讚的是什麼？

5. 今日的我，接受今日的自己嗎？我有什麼需要去改變而能使我活得更好、更自在的嗎？我已預備好去改變了嗎？

6. 今日的我，如果感受是有音調或聲音的，是什麼聲音？用你的聲音去表達吧。

　　練習音頻可掃下方 QR code：

▲音頻連結

符號	名稱	位置	氣場關聯	主題	動物	內分泌系統	種子音	元音	水晶	身體部位	脊椎	元素	人物
	頂輪	頭頂	因果體	釋放、臣服、與神聖連結	克奇那神	腦下垂體	Aum	ee (me)	鑽石、透明白水晶	毛孔	C1	磁子 Magnetum	先知、大師、聖人
	眉心輪	眉心	精妙體	靈感、洞見、靈能、直覺	原型:所有靈:(生靈及亡靈)	松果體	Om	aa (say)	亞歷山大石、紫水晶	皮膚	C2	鐳 Radium	靈性導師、靈性朋友
	喉輪	喉部	乙太體	表達、創造、靈性創造、溝通、時空、三維空間	人類	甲狀腺	Hang	eye (my)	青金石	筋膜	C3	金屬	宗教領袖、神聖統治者、達賴喇嘛、教宗、大寶法王噶瑪巴
	心輪	胸部	星光體	第二感輪、蛻變、改變、細緻、大愛、情感、慈悲、勇氣	哺乳類(4腿的)	胸腺	Yang	ah (saw)	綠寶石、綠碧玉	肌肉及筋腱	C4	地	心輪的導師:耶穌、光迪兩達德蘭修女
	太陽神經叢	胃	心智體	意見、想法、智能	雀鳥(有翼的)	腎上腺	Rang	oh (go)	黃玉、拓帕石	骨骼表面	C5	風	朋友、同學、知識分子、政治家
	臍輪	肚臍下方	情緒體	感覺、原始情感	水棲動物或魚	培氏淋巴結	Vang	oo (you)	海藍寶、紅玉髓	骨中肉	C6	水	教導我們情感的人，及我們給予情感的人:孩子、配偶
	海底輪	會陰	肉體	概念、起源、始生命力	蛇	生殖腺	Lang	uh (cup)	紅寶石、紅碧玉	骨髓	C7	火	傳統根源關係:父母、祖父母

第三章

能量療癒時的能量來源

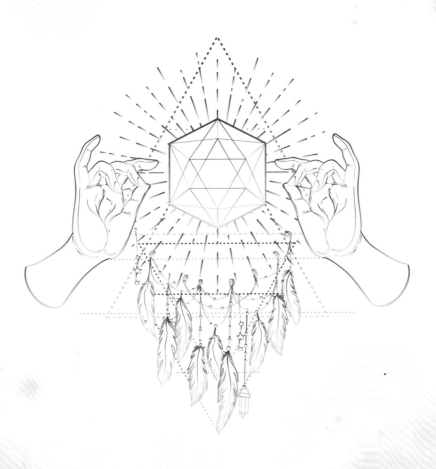

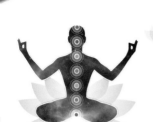

3-1

鍛練「能量肌肉」

　　療癒師在進行能量療法前，或許會透過不同的方式去提升、或連結、或結集療癒時所需要的能量。之前有提及，能量是電磁波，能量的來源是我們的周圍環境、大地以及宇宙，而如何能有效傳導這些能量用作療癒，就是療癒師首要的課題。

　　要有效傳導能量，療癒師的能量管道必需要順暢開闊或是擁有強大的「傳輸功率」。我們身體的能量（電磁波）是由結締組織去儲存及傳導的，要有效傳送能量，首先，就是要透過不斷地練習運用，開發我們結締組織的潛力。就如同運動員透過各種練習來鍛練肌肉，我們的結締組織也需要透過不斷地練習去鍛練強化，好成為強大的能量管道。雖然不同的能量療法體系所使用的手法和能量會有所不同，但能量管道的道理是相通的，每個人都是運用自己的「能量肌肉」（即結締組織）去進行能量傳送，這不會因為體系不同而不一樣。

　　筆者在修習靈氣療法多年後，曾參與了其他能量療法活動。活動中獲得參與者的回饋，說同樣一個手法所處理的能量，相較於該課程導師，筆者顯得更強而有力，能感覺到十分明顯的區別。這該歸因於筆者多年來鍛練出結實的「能量肌肉」所擁有的強大傳導能力。這也印證了一個強而有力的「能量肌肉」能更有效地傳遞能量，但跟是哪一派的能量療法體系

無關。

　　所以，儘管每個人所使用的能量療法體系可能不盡相同，但由鍛練「能量肌肉」所能得到的助益則是共通的。現代人或許習慣了「即食文化」，到處在尋找強大的能量療法體系，但往往忽略了鍛練「能量肌肉」。不同的體系帶來的是不同的手法、能量導引方式、不同能量源的運用，但不論是哪一種體系，運用這些方式的都是「人」這個載體，加強這個載體所能導引的能量，才是療癒師真正的提升，否則，空有「招式」卻沒有「內力」支持，也無法達到更大的效果的。

　　大家或許會問，要怎樣才能鍛練「能量肌肉」呢？方法其實很簡單，只要每天不斷地使用，就像日常走路，走得路多，小腿自然就會結實了。所以，學習了一個能量療法體系後，請時刻練習並運用，除了能加強對該體系的熟練程度之外，也能幫助我們鍛練「能量肌肉」，豈不是一舉兩得？在苦尋練習對象嗎？自己就是自己最好的練習對象。有哪個地方痠痛？有哪個地方過度疲勞？再不然，就清理一下自己的脈輪及管道吧。

　　這裡再補充一些有關脈輪的資料。古印度的求道者相信清潔自己的脈輪時，要從下而上，一個一個地去處理。當我們的「幻海」充滿能量時，能量便能通過並往上升。這點筆者是非常認同的。筆者是因多節脊椎移位而開始學習靈氣療法，幸而最早接觸的是臼井靈氣療法，因為臼井靈氣療法的核心是：宇宙能量是有神聖的意識的，靈氣療法使用者只是一個媒介而已。正因如此，在筆者運用能量處理問題時，都把能量將會如何處理身體狀況、目的等等交給上蒼，時刻謹記自己只不過是一個媒介。因為筆者是一個可以偷懶就偷懶的人，除了特殊情

況或是舊疾發作得厲害外，其餘時候，進行療癒過程中都是讓蒼天導引能量的運作，筆者很確切地感受到，能量的清理是由身體下部開始的，數年來，明確感受到下肢以及腹部的位置先輕鬆了，特別是遇有感冒不適時，能量阻塞的感覺更為敏銳。感冒時，身體需要處理釋放大量的能量，加重了能量管道的負擔，隨後出現「不通則痛」的情況，那種腰痠背痛的感覺由下而上的消失了。大家有過童年時感冒會腰痠背痛的經驗嗎？應該沒有吧，因為童年時我們的脈輪及能量管道未受污染，未有能量阻塞的情況，所以能「不痛則通」。

另外，瑜伽中脈輪的呼吸法都是由海底輪開始的，這足以說明處理下盤的重要性，下三輪能量足夠，能量就會往上升，就好比把水注入水桶裡，要讓底部先充滿了水。所以，我們在鍛練「能量肌肉」時，也要同時清理或強化脈輪，這些練習看似枯燥卻能有效達到多重效果：熟悉手法、鍛練「能量肌肉」、強化脈輪。這樣一分析，大家是不是更有動力去練習了呢？

練習時，不一定要全身都處理一遍，或七大脈輪全部處理過，可先從基本的開始，或先處理下三輪，每個部位逐一處理。練習時間不要拖得太長。時間越長會讓每日練習的恆心及耐性都磨滅了。筆者有時會這麼跟學生說：「如果我教你做一些很複雜的練習，每次都要花上半小時、一小時的，我敢說，不出七天，甚或只要三天，你都不會再做這個練習了！」會這麼說是因為現代人，尤其是都市人，節奏都很快且都特別忙，學能量療法不過是追求身心健康，如果還要霸占睡眠時間、在待辦事項清單上增加多一個項目，豈不讓自己壓力更大!?倒不如像進食般少量多餐更健康。如果要處理脈輪，筆者建議專

注於下三輪，如前所述，下三輪能量足夠，能量就會往上升，即使每天只處理一個脈輪，每天重複做也是很有益處的。

當然，有些能量療法體系的手法不一定以人體能量架構為框架，可適當地調整練習內容和進度，配合自己的生活節奏，務求能天天持續練習，才能有持久的效果。也歡迎參加筆者的靈氣課程，使用更簡單輕鬆的方式為自己未來的健康作準備。

除了透過練習能量療法的技巧去鍛練我們的「能量肌肉」，我們也可透過脈輪冥想去鍛練。練習脈輪冥想的時候，能量會經由我們的能量管道傳送到脈輪中，所以能同時達到鍛練我們「能量肌肉」的目的。

練習三　鍛練「能量肌肉」的脈輪冥想

先以舒適的姿勢坐在椅子上，雙腳平放地上。

深吸一口氣，閉氣。

呼氣，深吸一口氣，閉氣。

呼氣，深吸一口氣，閉氣。

然後自然地呼吸。

你可以選擇閉上眼睛。

觀想或感覺來自你腳下的大地，有一道能量進入你的腳掌，沿著你的小腿往上。

當你開始感到這個能量由地板傳送到你的腳時，或許左腳會有較強烈的感覺，又或是右腳。

這個感覺初時可能很輕微，讓這道能量經過你的膝蓋，一直去到你身體內部。

吸一口氣，讓這道能量去到你的脊椎底部。

觀想紅色的光球充滿著你的海底輪。呼氣。

深吸一口氣，這紅色光球變得更大、更燦爛。呼氣。

再來一次，深吸一口氣，這紅色光球變得更大、更燦爛。
呼氣。

吸一口氣，讓能量去到你的臍輪。

觀想橙色的光球充滿著你的臍輪。呼氣。

深吸一口氣，這橙色光球變得更大、更燦爛。呼氣。

再來一次，深吸一口氣，這橙色光球變得更大、更燦爛。
呼氣。

吸一口氣，讓能量去到你的太陽神經叢。

觀想黃色的光球充滿著你的太陽神經叢。呼氣。

深吸一口氣，這黃色光球變得更大、更燦爛。呼氣。

再來一次，深吸一口氣，這黃色光球變得更大、更燦爛。
呼氣。

吸一口氣，讓能量去到你的心輪。

觀想綠色的光球充滿著你的心輪。呼氣。

深吸一口氣，這綠色光球變得更大、更燦爛。呼氣。

再來一次，深吸一口氣，這綠色光球變得更大、更燦爛。
呼氣。

吸一口氣，讓能量去到你的喉輪。

觀想藍色的光球充滿著你的喉輪。呼氣。

深吸一口氣，這藍色光球變得更大、更燦爛。呼氣。

再來一次，深吸一口氣，這藍色光球變得更大、更燦爛。呼氣。

吸一口氣，讓能量去到你的眉心輪。

觀想紫色的光球充滿著你的眉心輪。呼氣。

深吸一口氣，這紫色光球變得更大、更燦爛。呼氣。

再來一次，深吸一口氣，這紫色光球變得更大、更燦爛。呼氣。

吸一口氣，把注意力放在你的頭頂。

觀想白色的光包圍整個身體。呼氣。

深呼吸並放鬆。把注意力放在手腳，可輕輕地活動一下每個關節，然後慢慢地張開眼睛。

以上的練習，每個脈輪進行三個呼吸循環。熟練以後，可增加至七個循環。

脈輪冥想的引導音頻，可掃描下方 QR code：

▲音頻連結

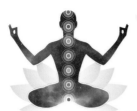

3-2

接通能量

　　我們知道能量是電磁波，來源於我們周圍的環境、大地以及宇宙，那麼療癒師如何把這些能量連接並作出引導呢？一般採用的方式包括有：

▼ 觀想或透過意念帶動（可選擇性配合呼吸引導）

▼ 祈禱或召請靈性存有

▼ 透過靈氣靈授（Reiki Attunement）

▼ 利用聲音

　　這些方式都是較為常見的，有的能量療法體系只運用其中一種方式，也有的會幾種方式一起運用。

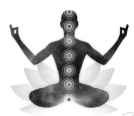

3-3
觀想或意念帶動能量

　　太極裡有一個很好的說法：「以意帶氣，意到氣到」。這個說法歷史悠久，而且很好地闡述了能量是可由意念所引導的。既然我們的身體能量場可被電磁波或輻射所影響，這就說明我們的能量場是與外在環境能量交流的。綜上所述，我們既然能透過意念去導引身體能量，那麼與我們身體能量場交流的外在能量，也可使用同樣方式來導引。

　　不少能量療法體系會透過觀想的方式去處理能量，當中包括連結或提取外在環境能量。外在環境能量主要來源於大地的電磁場和宇宙的光，在古老的民族裡，這兩種能量亦是最常被使用到的。萬物有賴於大地的滋養孕育，同時仰賴上蒼帶來四季交替的不同能量，帶來植物的生長周期。大地與上天的能量是最基礎的能量。古老的民族把這些觀察所得融入他們的療癒方法裡，運用天父地母這本源的能量，去調整我們身體的能量狀態，達到療癒的效果。一些西方神祕學的典籍裡，也有關於提取天父地母的能量用以顯化願望的記載。

　　連結或提取天父地母的能量可以是十分簡單的，只要透過觀想和呼吸的配合就能做到。說到這裡，又不得不說一下中國武術的精髓──站樁，又稱扎馬步，這是無論哪種武術必然都有的基本功。當我們練習「站樁」時，雙腳分開與肩同寬，雙

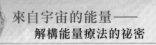

膝微曲向外打開，即能「提肛收尾閭」，能量自然由大地傳送到海底輪，再上達至各脈輪。

除了運用天父地母的本源能量，為了使療癒更為有效，療癒師也可傳導特定的能量，通常是透過觀想需要使用的能量的顏色或「質感」，再配合呼吸法去達到。不同的能量療法體系對於不同顏色能量的使用方式，也會有不同的見解。也有的療癒師會透過感受有關高靈的能量頻率，再去傳導這個頻率的能量。

練習四 引導天父地母能量

傳統引導天父地母能量的方式，是透過觀想兩種能量同時分別由頂輪和海底輪進入身體，大家可透過以下指示進行練習：

先以舒適的姿勢坐在椅子或地上。

深呼吸，容許自己專注於當下此刻；

深呼吸，容許自己放鬆頭部的皮膚；

深呼吸，容許自己放鬆眉頭的肌肉；

深呼吸，容許自己放鬆面部每條肌肉；

深呼吸，容許放鬆的感覺去到頸肩；

深呼吸，放鬆的感覺漫延整個背部；

深呼吸，胸口、腹部都變得放鬆；

深呼吸，放鬆的感覺去到腰臀；

深呼吸，雙腿都變得放鬆；

深呼吸，身體所有的部位都變得放鬆。

吸氣，留意你的腳底，感覺有一道來自大地之母的能量由下而上進入你的身體，這道能量沿著脊椎而上，停留在你的心輪；呼氣。(可重複三或七次)

吸氣，留意你的頭頂，感覺有一道來自天空之父的能量由上而下進入你的身體，這道能量經過你的頸，停留在你的心輪；呼氣。(可重複三或七次)

現在，你的心輪有一道來自大地之母的能量，同時有一道來自天空之父的能量。感受這兩股能量。

深呼吸，喚醒身體的感覺，可輕輕地活動一下手腳的關節，然後慢慢地張開眼睛。

練習音頻可掃下方 QR code：

▲音頻連結

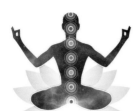

3-4
祈禱或召請靈性存有

　　透過祈禱與宇宙各存有連結，借用祂們的能量也是其中一個接引能量的方式。最古老的，莫過於祈請天父地母、日月星辰。按臼井靈氣療法的說法，宇宙能量是有意識的，有些人稱呼這個意識為「天父」、「神」、「主」、「萬有」、「上蒼」、the ONE、Ra 等等。所以當我們呼喚上蒼時，宇宙意識是會接收到這個呼喚並予以回應的。

　　在西方神祕學裡，創世之初，只有一個虛無之境，有些人說這是「原生湯」或是「混沌」。在這片虛無裡，什麼也沒有，但又同時蘊藏著無限的可能性。這裡衍生出白晝與黑夜，也衍生出神的多種原型，這與東方哲理不謀而合。《易經》有云：「無極生太極，太極生兩儀，兩儀生四象，四象生八卦。」無極是宇宙生成之前的無物質、無時間、無空間的本源狀態，是一個純陰性的能量源，一個能孕育萬物的能量源。太極指的是宇宙，兩儀則指天地。太極產生了天地陰陽，可類比成西方神祕學裡的天父地母。而天地陰陽產生了四象四季，四季變八卦而生萬物。

　　我們認知中的各位神靈天使、揚升大師，或許也在這萬物之列，是宇宙的化身，以不同的原型姿態顯現。因應地球和人類的需要，祂們會在人類生活的各方面幫助人類，也會以不同

的形象化身出現。在埃及、印度的神話裡都有相似的傳說。創世之神會「生成」不同的神格，去幫助人類各方面的生活需要。在不同的文化裡，祂們或許會有不同的名字和形象，讓當地人們能夠容易地接受。也因著不同文化的特色和演變，不同地方所流傳的神話故事也都不盡相同，但只要細心留意，還是能夠發現當中的共同點的。

這些「化身」，又或是神靈天使，祂們都有著不同的特質，象徵著不同的元素和意義，有其所「掌管」的能量。就如白光會被三稜鏡折射成七彩光芒，各位神靈天使就是那七彩光芒。葉綠素會應自身需求吸收藍光和紅光，我們也可應自身需要，呼喚有該能量特質的神靈天使，借助祂們的能量，加強療癒效率和效果。例如較為人所共知的，觀音代表著慈悲的能量。

每位神靈天使都有著自己的意識，當我們呼喚祂們的名號時，祂們是會接收到並作出回應的。筆者曾在大天使米迦勒（Michael）的聖堂裡許願，之後便深刻地感受到祂的回應，並在不足三個月內實現了願望。根據《以諾書》（*Book of Enoch*）記載，大天使米迦勒是神所創的首位天使，是眾天使之首，祂的回應可是象徵著上蒼的回應呢。而那一刻在筆者腦海裡浮現的，是神祕學裡常見的一句話：「要小心你所祈求的。」（Be careful what you ask for.）真的，要很小心，祂們在聆聽著，也預備好隨時作出回應的，你所許的願望，可是會實現的，許願前可要想清楚！

除了神靈天使、也有不少揚升大師曾降生於地球，祂們都是幫助我們的、具有強大能量的靈性存有。祂們會回應我們的願望，也同樣會回應我們的呼召或祈請。雖然我們肉眼未必能

看見祂們，但隨著祂們而來的那股能量是不能夠忽視的。所以，也有不少的能量療法系統是以召請神靈天使、揚升大師等作為能量的來源。

最為人熟知的可以說是天使療法，天使療法就是直接召請天使到來進行療癒。聖哲曼大師（St. Germain）則是很為人熟知的一位揚升大師，祂為我們帶來紫色火焰的能量（圖7）。「三重火陷」（Three Fold Flame）則是三道分別由象徵愛、智慧與力量的火焰所構成的能量（圖8）。「三重火陷」雖然並沒有被「人格化」，但也是宇宙所化身出來的一道能量，也會回應我們的呼喚，或被我們所導引，是一個會被召請用作療癒的能量。

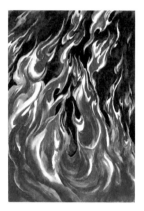

▲圖7　紫色火焰

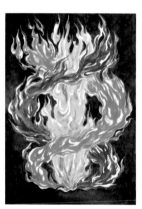

圖8　三重火焰

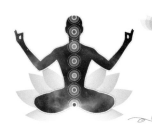

3-5

靈氣療法靈授

　　要說靈授（attunement）的話，要先介紹一下何謂靈氣療法（Reiki）。追溯歷史，早在二十世紀初，在 Lloyd Arthur Meeker 的帶領下出現了 Attunement Healing，但這裡 Attunement 跟靈氣療法中的 Attunement 是不一樣的，靈氣療法的 Attunement 源於日本，漢字寫成「靈授（Reiju）」，有著「傳法」的意思。

　　根據資料，最早出現的臼井靈氣療法是由臼井甕男所創，然後經由一位美藉日裔傳至美國。時至今日，演化出很多不同的派別，有些派別的發展歷史可追溯到臼井靈氣療法，有些則完全沒法追溯，這或許與臼井甕男獲得「靈氣療法」的方式有關。根據美國靈氣療法協會的資料，臼井是在山上修行打坐 21 日後，獲得了「靈氣療法」的傳承，然後透過「靈授」的方式把這個傳承延續下去，學員需要由導師作出靈授後，才能擁有使用「靈氣」的能力。

　　雖然公認臼井是透過「修行打坐」獲得「靈氣」的，然而臼井為何上山，上山時所修持的法門為何，在早期並沒有太多受到證實的官方資料流傳，有的說臼井是基督徒，有的說臼井是修密宗的……眾說紛紜，但大部分的注意力還是在——臼井是透過「修行打坐」獲得「靈氣」的說法上，所以時下一些透過「修行打坐」獲得能量或療癒的手法，也都被冠上「靈氣療

法」之名，並以「靈授」的方式教導傳承。

　　「靈授」的方式並不統一，哪怕是同一個派別，也有著不同的變化。而一般相信，透過「靈授」這個過程，可讓被授予者獲得接通宇宙能量，即靈氣的能力，並在之後，能透過被授予者的雙手，把這些能量導引作療癒他人之用。同時，在「靈授」的過程中，會傳授若干的符號，這些符號，按不同派別、不同的等級都會有所不同。每個不同的符號能讓療癒師接通不同的能量，而不同的派別所接通的能量也不盡相同，這不一定是宇宙能量，有的可能是慈悲能量、療癒能量等等。

　　「靈授」的作用，可以說是讓療癒師「自動」地接引合適的能量，過程中可不用觀想、召請等，因為在「靈授」的過程裡，就好像是安裝了一個自動連接宇宙能量的線路管道，「靈氣」能量會按需求自動運作傳遞。只要療癒師的手在釋放能量，無論是有意識的或無意識的，這個管道就會運作。這裡還是要重申一下，臼井靈氣療法的其中一個基本原則，就是能量有自己的意識或是由宇宙意識所導引，即是說，能量管道是會「自己啟動」的。哪怕你處於無意識狀態，只要把手放在身體要修復的部位，例如肚子上，能量就會自動地流動了。

　　至於符號的作用，有點像是葉綠素能選擇性地吸收光譜中的若干顏色，當療癒師被授予這些符號後，他們就像是內置了多個葉綠素一般的「選擇按鍵」，只要啟動這些按鍵，就能選擇並集中地導引特定的能量去符合療癒的需要，加快療癒的效率。靈氣療法派別又或是靈氣療法大師，普遍相信必需要透過靈授才能運用靈氣符號，並獲得該符號所接引的能量。

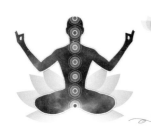

3-6

運用聲音

　　有關於聲音或音樂對人體的影響，已有大量的研究資料，相信沒有人會反對聲音是可以影響我們健康的。聲音是一種振動、是一些頻率，既然能量是一些電磁波、振頻，那同樣是振動頻率的聲音也可以介入並影響人體的能量狀態。不同的節拍、旋律的快慢會影響我們的心跳速率，音頻的高低會與我們身體內的各細胞、水分子共鳴。

　　時至今日，已發展出不同的聲音療法，這些或多或少都運用到精細的樂器或發聲工具，再配合不同的手法，自成一個體系。而古老的美洲原住民早於數千年前就已懂得運用不同的材料來製作簡易的敲擊樂器，用於日常生活的同時，也常在療癒時使用。

　　不同的材料製成的樂器，它們的頻率和聲音的質感都不一樣，原住民們早已發現，由天然物料所做成的樂器的聲音能量是可以被人體所吸收的。以不同的方式敲擊樂器，再配合不同的韻律節拍，就可達到釋放、補給、平衡身體能量的作用。

　　由天然材料製成的樂器所發出的聲音也可讓人的腦電波下降至α狀態，即進入冥想狀態，在冥想狀態中進行的療癒是可以事半功倍的。像薩滿工作者在進行療癒工作時，很多時候都會以樂器聲音作為開始，然後不是繼續以聲音作療癒，就是配

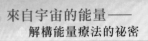

合其他的能量療法技巧。

　　除了樂器，有的能量療法體系也會運用到咒音（chanting）去配合療癒，這些咒音有些是古老的梵語，梵語是一種神聖而古老的文字，本身帶有能量。在靈氣療法體系裡，每個符號都有其發音，療癒師可以使用唱誦咒音的方式去唱誦這些符號，使它們以音頻的能量方式進行傳導，達到療癒的效果。

　　3-3 至 3-6 分別闡述了幾種接引能量的方式，療癒師可經由以上的方法去接引不同的能量作為療癒之用，但是，很多時候我們身處的環境也會充滿著一些我們不需要的能量，在療癒師為個案進行療癒時，個案的能量管道會打開，這時，空間裡的能量是有機會進入到個案的能量場裡，並且可以更深入個案的能量管道。如此一來，環境空間的能量狀態也可能會影響到療癒的整體效果。有一個例子是這樣的，上一位接受能量療法的個案患有胃痛，下一位個案躺在治療床上時，胃部不由得疼痛起來，環境能量的重要性可見一斑。下一章將會深入討論環境能量的處理以及其他需要的準備工作。

第四章

預備場地、預備自己、預備個案

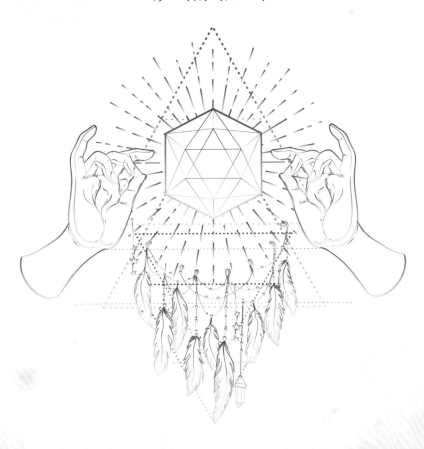

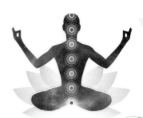

4-1
開始進行
能量療法之前

　　認識了能量和身體能量結構後，能量療法又是如何進行或操作的呢？作為療癒師，又有什麼需要知道、需要處理的？一般的能量療法工作坊大都是集中講解當個案躺在治療床後的能量操作的部分，然而在開始能量療法之前，也有些準備工作是需要了解並進行的。有些能量療法為了增加效率，除了基本的能量釋放、補給、平衡以外，也會配合其他的步驟，使能量調整更為順暢，包括：

- ▼ 預備場地
- ▼ 淨化環境能量
- ▼ 預備自己
- ▼ 創造療癒空間
- ▼ 預備個案
- ▼ 設定目的／意圖
- ▼ 了解個案狀態

- ▼ 祈禱／冥想
- ▼ 「打開」個案氣場
- ▼ 肯定句
- ▼ 梳理並「關閉」個案氣場
- ▼ 扎根落實
- ▼ 淨化療癒師、環境能量

　　一個能量療法體系裡可以同時出現以上這些步驟，但這些步驟不一定會全部出現在一個能量療法體系裡，以下將逐一說明。

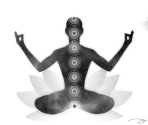

4-2

預備場地

　　在接待個案前，先要預備好接待的場地。試著換位思考一下，如果你是個案，你會喜歡在怎樣的環境裡接受能量療癒呢？這不是說場地需要富麗堂皇，但最少要是清潔整齊，同時是安全、安靜、舒適、溫度適中、具隱私性、不會被人、寵物或電視電話所干擾的一個環境。想像一下，如果在療癒過程中，有陌生人在周邊來來往往，甚或闖入你的療癒場地，你會有什麼反應？或多或少一定會有點不自在、甚至可能受到驚嚇吧，特別是對那些會被動物以至突如其來的聲響嚇到的人來說。另外，太過於富麗堂皇或刻板的裝潢，也可能讓人感到侷促或引發白袍恐懼症。所以，筆者建議以舒適溫暖為主。

　　再者，考量到在能量療法過程中，個案也有可能會出現好轉反應，情緒上有機會出現波動甚至爆發，若有非相關人士在場，個案或許會感到不自在，甚至產生抑壓，這是非常不利於能量流動及釋放的，療癒效果也會打了折扣。所以，進行療癒的環境需要有一定的隱私性，能讓人感到安心自在。

　　可以的話，準備一張可調節高度的按摩治療床，這是為了療癒師自己的狀態著想，一張高度適中的按摩治療床可以讓療癒師在舒適的狀態下導引能量，避免因姿勢不當而出現能量阻塞，又或者在完成後，療癒師自己腰痠背痛。

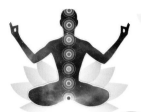

4-3
淨化環境能量

　　環境能量對進行能量療法的成效有著重要關係。有些對能量感覺靈敏的學生有時會跟筆者反應，在課室內進行能量療法甚或冥想時，比起在家裡進行容易得多，也有學生表示在筆者課室內，身體的能量運作較順暢，更容易補充能量，所以都不願離開呢。這是因為筆者在環境能量上投入了不少心血，好不容易建構出一個合適的環境。

　　所以在物理上預備好後，也要進行能量上的準備，也可以說是能量上的衛生。因為這個空間不斷地在進行療癒，每一位個案所排放出的負面能量會在這個空間內累積，除了日常的維護，個案與個案之間也需要處理一下空間能量。試想像每個人身上的負能量都可物質化，就像是塵埃一般地依附在皮膚、衣物上。當療癒師為個案進行能量療癒時，個案的負能量就像塵埃般落下，開始累積在這個空間裡，如果不定期清理的話，其他人可能會沾上這些負能量，特別是進行能量療法時個案躺過的治療床，如不作清理，下一位個案在躺上治療床時，絕對會沾染上殘留的負能量，有些人對能量較為敏感的話，甚至會出現像是頭痛等等的身體反應。

　　如果是自己的場地，最好定期進行能量大清理，確保能量上的衛生。就像塵埃會堆積在旮旯，負能量也是，除了日常的

打掃外，每隔一段時間也要能量大掃除一下。在接待每一位個案前，如不希望空間裡的負面能量給個案帶來影響，就要先確保沒有能量上的污染，因此在進行能量療法前後的能量淨化是必需的。方法很簡單，美洲原住民最常使用加州白鼠尾草，點燃後所發出的煙對負能量有很強的吸附能力，可把負能量帶走，使用鼠尾草煙燻空間時，要注意打開窗戶或抽風設備，讓煙離開。有一點要提醒大家，同樣的植物在不同的環境下生長，因為吸取的營養不同，能量特質也會有所不同，舉例來說，長白山人參如果遷移到廣東種植，那還是長白山人參嗎？不，它們的藥性已經改變了。存放的環境也會影響能量狀態。筆者都是直接從美國加州進口鼠尾草，曾有同修跟筆者拿了一些鼠尾草放在其工作室供有需要的朋友與客戶使用。有位客人某次在向筆者工作室購買鼠尾草時，提及曾跟某某購買鼠尾草，發現點燃後的味道很臭，便改跟筆者購買鼠尾草了。這位客人不知道的是，鼠尾草都是出自同一批次，但同一批次的鼠尾草為何味道不一樣？那就只能是存放的地方不同罷了。買鼠尾草時，建議除了留意產地，也要留意該植物那一刻的能量感。

除了鼠尾草，在東方也常會使用檀香、沉香等，這些木材本身帶有很強的淨化效果，同時能提高能量頻率。歐洲則偏好使用乳香，透過焚香去淨化及提高能量頻率。為了方便使用，這些香料木材多已做成盤香或香粒的狀態。廟宇裡會燃香、天主教堂會燃上乳香，都是一個道理。由於一些地方不方便點燃香料植物，一些淨化噴劑也開始出現。想了解更詳盡的話，可參閱第十章〈能量衛生：淨化及清理能量〉。

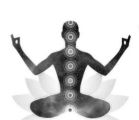

4-4

結界／創造能量空間

　　為了確保能量適當及足夠，有些療癒師在能量淨化之外，也會提升空間的整體能量，這可經由設立結界或是創造獨立的能量空間來辦到。這個結界或能量空間，也有人稱為神聖空間。各家的能量療法體系有自己的方式去建構這個空間。建構能量空間的首要作法，就是把療癒空間與外在空間在能量上區隔起來，以確保療癒空間內能量集中，也能避免個案排出的負能量或病氣在四周擴散。筆者有一次在處理個案時，陪著個案到來的友人就跟筆者反應說他感受到結界內外明顯的溫度差異，會有這樣的體感是因為結界內外的能量不同，沒有了結界的話，能量就會溢散出去。

　　接著，就要在空間裡聚集適當的能量來輔助治療。有些能量療法體系會運用到符號，透過符號，把相應的能量灌注入能量空間裡，讓空間裡的能量質素改變。也有些是運用咒音去建構結界的。不同的方式所建構的結界，內裡的能量就會有所不同。在薩滿的文化裡，建構的空間叫做藥輪（Medicine wheel）。當薩滿建構藥輪時，藥輪內的空間能量是直接連接地心的，是大地之母的能量，這個空間仿如地磁線相交的位置，會成為一個能量漩渦，就像是我們人體的脈輪一般的能量旋渦，有人稱之為大地之母的脈輪。值得一提的是，能量不一定要高頻或是

強勁大量就是好的，就像對一個體質虛弱的人使用名貴的藥材滋補，反而有可能會虛不受補，帶來反效果，能量療法亦然。療癒師需要就個案個別狀態調整，給予最適當的能量。

　　除上述之外，有些療癒師會利用燃點香料植物或使用水晶、圖騰等物品，去架設結界或改變能量。上一節提過淨化噴霧，筆者也曾特別配製了一些具高能量的噴霧，除了淨化以外，還可籠罩空間或人物，成為保護罩般的一個能量場。

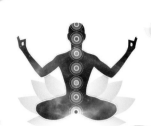

4-5

預備自己

　　預備好場地後，下一步就是要預備自己了。正所謂「台上一分鐘，台下十年功」。作為療癒師，有日常的功課，也有臨場的準備。這一節主要來跟大家說說臨場的準備，至於日常的功課，除了每一章提及的練習，也可參考第十二章〈療癒師的課題與倫理〉。

　　臨場的準備，首先是處理一下雜事，包括回覆手機上的各種訊息後把手機設置成靜音模式。有些人或許會問，轉成震動模式可以嗎？這就要反問自己一下，如果你是個案，在進行能量療法過程中，療癒師的手機不斷在震動，甚至你感知到你的療癒師把注意力都放在手機訊息上了，你有什麼感覺？有些人或許會覺得沒什麼大不了，但請仔細思考一下，在這進行的是能量上的處理，道家氣功常說的「意到氣到」，就是說意念會引導能量，如果療癒師手機上的內容引起療癒師的注意，甚至充斥在療癒師腦海中，這時，是怎樣的意念？能量會是怎樣的？如若手機訊息內容引起療癒師的情緒起伏，那個情緒的能量波動又會如何？會怎樣的影響個案？這些都是一個專業的療癒師該注意的本分，所以在接待個案前，要先處理好身邊瑣事。

　　同時也要照顧一下自己的生理需要，補充足夠的水分。現代科學告訴我們，水是很好的導電體，能讓電流更好地流動。

身體的能量也有電流的部分，因此我們才有「人體電磁場」的稱呼，所以足夠的水分有助於人體內能量的流動。人體的排毒及新陳代謝也需要水分，所以保持體內水分充足是療癒師不可忽略的功課。記住，個案與個案之間也要預留去洗手間，甚至休息及調整的時間。喝了水，總需要去排水的。

在能量上，可以使用鼠尾草淨化一下在處理個案時可能沾染上的負能量，就像醫生和護士在處理每位病人前會去清洗雙手一樣。這裡也要提醒一下，保險起見，最好預留多一點的時間，以防出現突發狀況或負荷過重，療癒師需要多一點的時間去處理、休息及調整。有位學生曾問過筆者，為何只是跟個案傾談了一小時，但整個人看起來就像是漏了氣的皮球，最後還取消其他個案的預約？這是因為消耗的能量過多了，個案來找你能量療癒，會消耗你的能量也很正常。曾聽有個案吐苦水，說是被坊間某某療癒師責怪太耗能量，身為療癒師，聽到這種話真有點無語了。作為一個及格的療癒師，預留充足的時間、空間，去調整自己的狀態是有必要的。（這也可能是為何有些工作室收費較高的原因，接待個案雖說只有一小時，但前後所花的預備及調整可能超過一小時呢！）

最後，就是調整自己的心態，讓自己專注在療癒的過程中。夏威夷有一位偉大的療癒師，人稱呼她叫瑪格麗特阿姨（Aunty Margaret），她有一句話是這麼說的：「去選擇帶著愛去看待你的個案。」也分享給大家。來一個深呼吸或一段祈禱，在接下來的療癒時間裡，不論是一小時還是兩小時，讓自己帶著愛，以個案的福祉為優先吧。

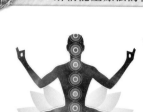

4-6

營造療癒空間

　　療癒師成功的關鍵之一，就是讓個案能安心地、放鬆地打開心房及能量場，好讓療癒師能更有效地發揮，為此，提供一個讓個案能安全地表達情感的空間是很重要的。在這個氛圍裡，療癒師及個案相互尊重友愛，不帶批判，協助個案重建自信。前面也提過，個案在能量療法的過程中有可能出現情感上的好轉反應及波動，對於這個情況，療癒師需要讓個案感到自在安心，而不是尷尬。療癒師本身需保持安定的情感，需要懂得如何安定自己的情緒及內在，也要適當地放下個人的道德標準，避免以己度人，避免下意識地批判個案，讓能量能順暢地流動進入個案氣場。

　　在療癒過程中，如若個案不能放鬆下來、感到安心，會在無形中築起一道屏障，療癒的能量無法好好地導引進入個案氣場。如何讓個案安心並放鬆下來是療癒師的必修項目之一。

　　時有聽聞當療癒過程不理想時，療癒師會跟個案說，是個案未預備好的緣故。這個可能性確實是存在的，但更多的個案，當能出現在療癒師面前時，基本上都是已作好準備的。那些未預備好的個案大致有兩類：一是家人朋友帶來的，個案基本上不認為自己有需要進行療癒或改變，只是向家人朋友做個「交待」或取悅他們而已；二是自己主動出現，藉由這個舉動

向自己或家人朋友「交待」自己有「採取行動」，就像那些看了醫生卻抱怨吃藥太苦、手術太痛、物理治療太麻煩等等，抱持著「我有看醫生，是醫生沒有醫好我」的心態。除去這些心態，基本上只要能到達療癒師面前的，都已是相當程度地預備好了。未預備好的人大多會是預約了也因意外事件而無法順利抵達，更不用說沒能進行預約的那些。還有一些個案以交通或是工作關係等林林總總為藉口，無法應約面見療癒師的，這些人或許是真的還沒有預備好。

相反地，能夠來到療癒師面前的人或多或少都已有預備了。筆者在催眠治療個案時，遇到在導入階段時個案「什麼也沒有」的情況，聽說不少催眠師也遇過同樣情況，並歸因於是個案未預備好的關係。筆者接觸過不少這類型的個案，面見前會很憂慮是否又「失敗」，但很多時候其實是個案需要多些「緩衝期」或較適合其他的導入手法，也或許是個案潛意識對催眠師的抗衡等等，如若催眠師不能應付，個案潛意識裡就無法安心讓催眠師更進一步觸碰他的「內在傷口」。療癒師除了把握相關的療癒技巧，也需要練就讓個案能放鬆、安心，去信任療癒師進行療癒的藝術。

有天賦的療癒師（Gifted healer）自然地就能營造出這種氣氛。天生地、自然而然地，個案會毫不猶豫地信任他，向他打開心房。當然，天賦型療癒師也會遇上挑戰，例如個案的內心已傷透、傷疤太深、繭太厚、或曾遇上不及格的療癒師，怕受到二度傷害時，潛意識裡的保護機制會讓個案封閉起來，這時候就算是天賦型療癒師也需要多花點功夫，讓個案願意打開心房、掀開傷口、吐露曾經的傷痛。

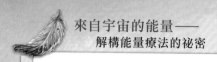
　　有些文化會把療癒師稱為受過傷的戰士（Wounded Warriors），意指曾受過傷並跨越過傷痛、從中得到療癒並成長的人。想像一下，若療癒師自己未被療癒、無法面對像是長輩離逝、往昔受到的欺凌等個人的傷痛，又該如何處理個案類同的情況？又如何能客觀地處理個案的傷痛？（有關這部分，會在第十二章〈療癒師的課題與倫理〉更詳細闡述）同時，能量上的糾結亦會在無意識中傳達給個案，如個案感知到這個能量，會不自在，甚至無意識地不信任療癒師，阻礙能量的流動。

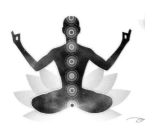

4-7

聆　聽

　　我們可以怎樣製造出合適的氣氛呢？首要的是純粹的聆聽。在現今社會的種種枷鎖制約之下，你的個案需要一個可以好好地、自在地表達自己的機會，他說話時能不被打斷、不被批判、能受到專注的聆聽。療癒師需要理解並明白，思想也是一種頻率，倘若療癒師內心對個案充滿批評，個案的潛意識是有機會捕捉到的，所以作為一個療癒師，不可去以己度人，應有廣闊的心胸、彈性的思維，秉持中立的態度，否則，話說得再好聽，你的個案內在會有一個直覺在告知他「你怪怪的」、潛意識甚至作出「這個療癒師不可信任」的判斷。所以療癒師擴展自己的眼界和思維是十分重要的。

　　當你得知個案喜歡上同性或是已婚人士，作為療癒師，你會怎麼想？一個重道德規範或是思想較為傳統的療癒師，就可能會認為個案的人品有問題，以至於帶上批判的意念來進行能量治療，個案是會有所感覺的。作為療癒師，要如何跳出這些道德制約呢？去看一看外面的世界，去了解一下不同的人文風情，學習從不同的角度去看待每一件事。一般人在開始時會有點難以辦到，因為每個人都有盲點。所以，去找一個導師，能讓你了解你有哪些盲點，引導你從不同角度去觀察一件事情。如若不能客觀看待請把個案轉介給其他的療癒師去輔導。

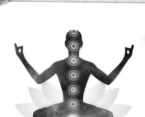

4-8

預備個案

　　如果是第一次面見的個案，請預留足夠的時間去評估個案狀態，讓個案知道整個療程需要花多少時間，幫個案規劃行程。同時，也要留意時間掌控，準時完結，以免耽誤個案後續行程。過長的療癒環節，不但會讓療癒師自己過累，影響能量上的平衡，也會讓個案超出負荷。

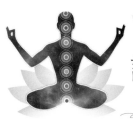

4-9
設定目的及適當講解

　　除了時間的安排，針對療癒目標達成共識也很重要。在正式開始前，先與個案進行溝通，簡單講解過程，讓個案了解會有什麼樣的感覺及反應等等。特別是有關好轉反應，很多時候人都有先入為主的觀念，若事前沒溝通清楚，有可能事後會出現很多的質疑。筆者在醫院工作時就遇見過，有位婆婆需要檢查眼底狀況，需要點會放大瞳孔的眼藥水，但是負責的同事沒第一時間告知婆婆相關副作用。有檢查過眼睛的朋友可以回想一下，瞳孔放大後會是什麼情形？是不是眼前過度曝光，一片白蒙蒙的，什麼也看不清。隨著藥效出現，婆婆的謾罵也來了，說是眼藥水弄壞了她的眼睛，無論如何向她解釋，她也不再相信，固執地認為醫護人員是在狡辯，直至藥效過去才告一段落。所以，事前的解說很重要。對於個案會有的疑問，也需要一一回應，解答個案對能量療法相關的疑問，讓個案對能量療癒更有信心。（這時你會發現這本書很有用！同時也歡迎參與筆者的活動或課程更深入地探討。）

　　接著，就是向個案提供指引。特別是第一次接觸能量療法的個案。他們或許帶著好奇、帶著不安，同樣也有人是帶著期望到來的，所以要告訴個案他需要怎樣做，簡單如「閉上眼睛，讓自己休息一下，容許自己的能量場得到調整」，因為他

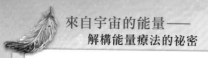

們真的不懂！他們真的不懂！他們真的不懂！重要的事必須說三遍！他們第一次接觸能量療法，並不是你參與課程或工作坊時的同學或練習對手，他們真的不懂你會做什麼，更不懂他們該做什麼，所以，你要告訴他們要做什麼，就是這麼簡單的邏輯而已！然後，在正式開始前，讓個案處理一下生理需求，如果是躺在治療床上，留意腰背或腳跟是否需要靠墊、是否要蓋上被子等等瑣碎但需要確認的事項。

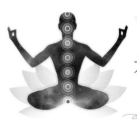

4-10
祈禱或祈請神聖存有

　　這裡要先解說一下「祈禱」這個詞，雖然帶有一點某宗教的色彩，然而它並非該宗教的專利。我們可以向老天祈禱、向宇宙祈禱、向佛陀祈禱、向神祈禱、向天使祈禱、向指導靈祈禱、向祖靈祈禱，祈禱就是向自己信任的神聖存在祈求禱告。

　　祈禱的作用，除了向上天發出訊息請求協助之外，亦有助療癒師及被治療者更好地進入狀態，有點類似「我們開始了」的意思在內，而同時也是在宣示目標。

　　筆者習慣以薩滿色彩用詞祈禱（可參考啟始祈禱❶），大家也可把文字改成自己文化內的用詞或是自己所信任的高靈等等。在薩滿文化裡，偉大的靈是神聖的陽性面，而神聖奧祕是神聖的陰性面，邀請各位祖靈與指導靈，可得到來自靈性層面的協助，邀請個案的指導靈可得到更好的資訊及助力去協助整個療癒過程。怎樣的療癒進度才是適合個案的，高靈比我們更清楚。療癒的能量，不是勁及強就是好的，就好比清洗傷口的消毒藥水，碘酒是很強力的，但也不至於每一個傷口都需要用到碘酒，有時候效力過強反而產生反效果，導致傷口修復遲緩。筆者在醫院工作時，就留意到有些傷口遲遲未有進展，因此下次清洗傷口時，把碘酒換成生理鹽水，傷口就快速癒合了，這就是過猶不及的道理啊！所以，我們進行療癒時，使用

適合個案的能量，再把結果交托給上天就好了。

療癒師在進行禱告時，可以邀請個案一起禱告，可讓能量更順暢地進入個案氣場裡，加快療癒的過程。禱告可以是以上相同的內容，禱告的對象也可以是與個案的信仰相關的（可參考啟始祈禱❷）。如若個案沒有特定信仰，或祈禱與他的宗教信仰相抵觸，這部分就由療癒師以默念的方式來完成。個案如果不能一起參與祈禱，也可換個方式請個案作出一個對於自己希望得到療癒的陳述或宣言，加強個案潛意識對療癒的信念（可參考療癒宣言）。

啟始祈禱❶

偉大的靈、神聖奧祕

各位祖靈、各位指導靈

○○○（個案的名字）的指導靈、高我

請聆聽我的禱告

請求您們協助並帶領以下的療癒過程

讓○○○（個案的名字）得到最合適的療癒

讓他在療癒中

得到力量、得到協助

讓他能走出傷痛

讓傷痛化作他的力量

讓療癒發生

AHO

🔹 啟始祈禱 ❷

大慈大悲觀世音菩薩

請聆聽我的禱告

請求您們協助並帶領以下的療癒過程

讓我○○○（個案的名字）得到最合適的療癒

讓我在療癒中

得到力量、得到協助

讓我能走出傷痛

讓我得到力量

讓療癒發生

🔹 療癒宣言

我願意相信我身體的自我療癒能力

讓一切的傷口復原

就如皮膚上的傷口復原時會痕癢

我願意接受復原時會經歷的不適

我願意讓自己得到療癒

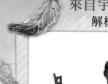
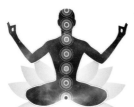

4-11

打開個案氣場

　　有些能量療法體系為了能更容易地探知個案狀態及進行能量調整，會透過一些簡單手法開啟個案氣場，就是運用能量，以逆時針方向在氣場上、由中心至外，同時根據脈輪位置，以螺旋軌跡打開氣場（圖 9）。當然也有其他的方法，就請大家各自參考自己所學習的系統。

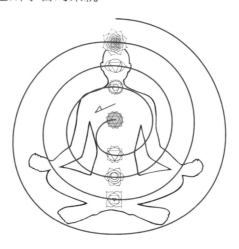

▲圖 9　氣場打開方向示意圖

　　在預備好了以後，就可以踏入療癒之旅的下一步了。

第五章

了解個案狀態

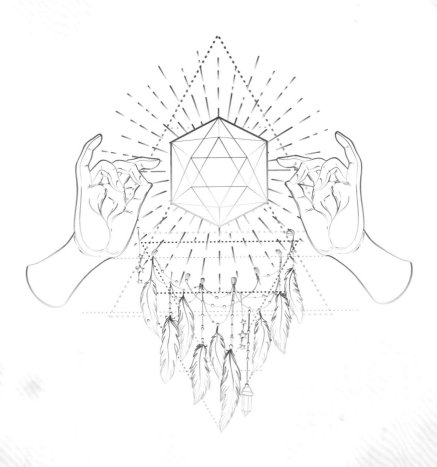

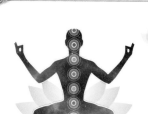

5-1

與個案同步並
連結的重要

　　用鼠尾草煙燻或用能量噴霧淨化環境、建構好療癒空間後，療癒師預備好了自己、也預備好了個案，接下來有些療癒師會與個案同步連結以檢測個案的能量狀態。

　　療癒師透過與個案連結，可以更好地感知個案的狀態和氣場，與個案能量場交流，提取訊息。有些情況下，療癒師的手會自動釋放能量，例如曾修習靈氣療法的人，這些能量會影響個案的能量場，讓能量場不斷變化，這也說明了為何有些小組練習掃描個案能量場後，不同的人會得出不同的結果，這便是其中一個原因。為了能更好地感知到個案的狀態，療癒師是需要先作出調整的，讓雙手暫停釋放能量。

　　再者，在進行能量療法時，與個案的連結交流是必然的，否則能量就不能順暢傳遞運送，更別說要進行調整或療癒了。不論是心理學還是行為科學都早已向我們證實，任何的動物，包括人類，是擁有領域意識的，一旦其他個體進入到自己的領域裡，我們會本能地抵抗。而這個領域意識，除了物理上的疆界，也包括了情緒上的、精神上的，甚至靈性上的。療癒師為了進行療癒或能量掃描而進入到個案的領域裡，遇到個案本能地抗拒，這是很正常的現象。

　　當療癒師沒有與個案能量場連結就開始，個案本能地產生

了抗拒時，即便療癒師熟知脈輪與疾病的關係，對個案的能量狀態有可能會因明顯的疾病狀況而錯判形勢，導致療癒師失去對能量的覺知，無法仔細掌握個案的能量狀態，甚至對自己的感知產生否定。而且，在之後的能量療法時，個案也或許會在潛意識裡持續抗拒，費時誤事。

　　所以，如果能在正式開始前，先調整並與個案的能量場連結，可減低個案本能上地抵觸，有助療癒師更準確地感知個案狀態，並在之後的能量療癒時，讓個案更容易接受療癒師所傳導的能量。

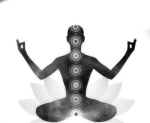

5-2
與個案連結／
同步的方法

　　要與個案連結，療癒師要先開放自己的疆界，容許自己的能量場開放，並與他人的能量場同步、連結，套一句筆者老師的話「容許自己變得脆弱」。當療癒師開放自己後，就如同啟動了接收器，自身能量場會很容易察覺到不同的訊息，當中可能有些是難受的、惡意的，又或許有些可能會與療癒師共鳴，並牽動療癒師的情感反應，這些感覺都不是能讓人愉快並欣然接受的，然而這樣做卻能讓療癒師最快而又有效地與個案連結並覺察個案狀態，讓自己去感知到對方的感受。

　　如果一個療癒師不願意開放自己的能量場，有關個案狀態的各種訊息是難以被察覺的。試想一下，一台不願登上互聯網的電腦，可以接收網站的訊息嗎？大家都知道答案是「不能」的，要接收網站的訊息就先要打開自己的資訊管道。有些人或許會說，不需要去連結個案，可以從高靈那裡獲取個案資訊。這樣做也行，但前提是你也要登上互聯網啊，不管你是經伺服器或是 P2P，也要先登上網絡，對吧？所以，療癒師需要先打開自己的氣場管道，才能讓攜帶訊息的能量流入。當然這些訊息我們不一定要下載儲存，療癒師只要讓這些訊息流過，了解了就好。

　　療癒師可以透過不同的方式與個案連結，關鍵是，療癒師

要容許開放自己的氣場與個案同步。試想像你是一台 FM 收音機，如不調整到 AM 頻道，你能接收並解讀 AM 訊號嗎？所以，要成功解讀，就要容許自己調整，並讓自己與個案同步。不同的能量療法體系各有其連結手法，有些會明確說出這是與個案同步，有些則不會特別強調。

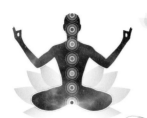

5-3

尊重是關鍵

　　對個案的尊重和保持客觀的心態，也是成功連結的重要原因。來換位思考一下，一個不尊重你的人，你會向他打開心窗，容許自己向他表露自己的傷痛和自己脆弱的部分嗎？一個帶著有色眼鏡的人來幫助你，你的心裡會毫無芥蒂地相信他嗎？答案不用筆者說，大家想必心裡很清楚。記得，當年在護理實習時，接觸到一位十分年輕的媽媽，只有十四歲的她已是第二胎待產。在筆者與她交談前，已有不少同學曾嘗試與她交流，而結果卻只是草草幾句回應。而筆者卻能與她交談一小個上午，甚至引來一些「高材生」同學的詢問，他們都對我們之間的談話內容很感興趣。一個十四歲的女孩，在孕育著第二個小孩，加上其他的原因和故事……猶記得，無關成績、無關學歷、無關身分，筆者就只是在旁仔細聆聽、不打斷、不妄下論斷，也不強加自己的意見，遇著令人心慌的內容，也只是以平常心繼續聆聽，或許就是這種不帶有色眼鏡的目光，讓她願意與我侃侃而談。這種尊重，就是一個未成年的女孩也是需要的。

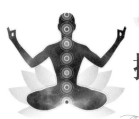

5-4

掃描與解讀個案狀態

　　療癒師在與個案連結後，就能進行掃描或評估個案的能量狀態。中醫裡有望聞問切，西醫裡會量度生命表徵、驗血、照X光等，這些都在說明，在診療前要先了解病患狀況。在進行能量療法時，也同樣需要先知道個案狀況。隨著科技的日新月異，如今已發展出不同類型的儀器去檢測能量或氣場狀態。透過儀器檢測，可以讓個案從儀器的結果中得知自己的狀態，特別是療癒前後的區別。可惜的是，這些儀器都不便宜，而一般傳統的作法不是直接目測或用手去感知掃描檢測氣場和脈輪，就是使用靈擺去檢測脈輪等等。

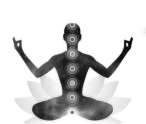

5-5

目測氣場

　　天生帶有靈視能力的人能夠觀察氣場，也能經過後天的訓練開發出靈視能力。很多人把靈視能力歸類為天眼通。當談及靈通（Psychic sense）時，華語社會裡很常用「開三眼」來表示，因為這樣造成了一種錯覺，讓人覺得要發展靈通時要先「開三眼」、啟動眉心輪，也讓人下意識地預設了「開三眼等同看見」。然而，就像人的五感，有些感官較發達、靈敏，有些人的聽覺靈巧些，有些人是嗅覺，人人不盡相同；而靈通也是，是「五感」的延伸，所以有：

▼ 視覺靈通 Clairvoyance (seeing)

▼ 觸感靈通 Clairsentience (feeling / touching)

▼ 聽覺靈通 Clairaudience (hearing / listening)

▼ 嗅覺靈通 Clairalience (smelling)

▼ 味覺靈通 Clairgustance (tasting)

　　還有一種感知靈通 Claircognizance (knowing)，可以說是強烈的直覺或「就是知道」！

　　所以當「開了三眼」、發展了靈通時，也不一定要是用「看」的。

　　能看見氣場的能力與「靈視」、「遙視」等靈通是略有不同的。看見氣場所運用到的是視野範圍裡的周邊視覺細胞，即

是視網膜上周邊那一圈範圍裡的細胞。在日常環境和充足的光線下，我們瞳孔遇光收縮，用中央視覺細胞視物，但中央視覺細胞又不同於周邊視覺細胞，周邊視覺細胞對於微弱的光線較為敏感，容易捕捉到較微弱的光線，同時它的解像（析）度也不高。有人認為，由於我們太常使用中央視覺細胞，致使周邊視覺細胞變得不靈敏甚或萎縮退化了，無法看見氣場這種精微能量。所以，只要能鍛練運用周邊視覺細胞，就可以看見氣場。有位學生在上完筆者的一個訓練班後，加上不斷地練習下，短短數天內便由看不見到能看見人體光暈。當然，重新開發荒廢已久的能力是需要不斷地練習的，就像鋼琴家久不彈琴的話，手部會變得僵硬不靈活，需要重新每日鍛練才能回復往日水平。

這裡可能會有人問，要如何分辨看見的是氣場還是殘影？殘影是不會隨著被觀察者移動的，影像已「刻劃」在我們的視野神經裡，如果我們把頭向左或向右轉動，那個影像都會存留於我們的視網膜上，無論你往哪個方向看，都仍會「看到」那個影像，這就是殘影。如果我們看到的是一個「人形光影」，通常位在被觀察者後面、稍為向上一點、偏左或偏右的位置上，這個「人形光影」不會跟著我們的視野而移動，它不存留於我們的視網膜上，這個「人形光影」不是殘影，如果去觸碰，你會感受到能量，那就是人體能量場（可參考第一章裡有關人體七層氣場的敘述），因為我們的氣場一般比起我們的身體要稍為大些的，所以我們能看到它超出身體的部分。有些人則有能量場上移的情況，可能是人的思想過度活躍所致，就如第二章提過某民族曾經歷海底輪上移到胃部的情況，這時需要

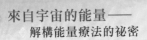
落實接地（Grounding）或需要更深入的療癒。

　　說回到靈通力，它跟啟動眉心輪或松果體是有著微妙的分別的。要啟動眉心輪或松果體需要大量的能量，這是不容置疑的。如果發展靈通跟啟動松果體有關的話，那不就意味著，只有身體蘊藏大量能量的人才能「看見」嗎？那麼筆者那些時運低的、躺醫院裡的人都能看見，又該如何解釋呢？那些時運低的、躺醫院裡的人能量高嗎？

　　松果體是連接宇宙能量和意識的地方，所以眉心輪或松果體啟動了的話，會帶來靈性上的開悟，讓我們有更高的意識，帶領我們進入更靈性的境界，讓我們更有洞見。簡單來說，啟動松果體可以提升我們的靈性（Spirituality），讓我們更有覺知力，從更高意識上去看清事物的本質，這才是「Clair(e)」最深層的意義。松果體的啟動不單只會讓我們「看到」非物質的事物，對事物也有更清晰、更廣泛、更深入的認知，並能看見其本質。

　　靈通力（Psychic sense）則不一樣。隨著松果體啟動，我們對事物的覺察能力提高了，就會有更靈敏的感官，可以運用超感官知覺去察覺周圍隱藏的細微能量。但要開發靈通力，不一定需要先啟動松果體，透過超感官知覺的訓練，也能看見氣場。

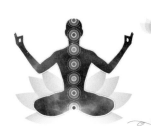

5-6

觀察重點

　　觀察氣場時，可先留意氣場的形狀和上下左右是否對稱。一個健康的氣場是完整的、呈鵝蛋形、厚薄平均、清澈光亮，內裡充滿了張力。大部分人的氣場應是左右、前後、上下都是對稱的，有些人的氣場會不對稱，有些人的氣場則有凹凸、厚薄不一或孔洞的現象，也有人的氣場裡有不屬於他自己的能量，或出現奇怪的黑色（或深灰色）塊狀物，甚至還有病態能量索等。如果個案中了咒術或巫蠱之術，也可在能量場裡瞧見一些蛛絲馬跡。

氣場厚薄

　　一個人的氣場厚薄應是均稱的，如果出現不平均，也就是局部氣場過厚或過薄，太厚顯示此人的某些脈輪過度活躍，太薄則是氣場過度萎靡，就會造成氣場上的不平衡。氣場上任何的不平衡，最終都會在情感、生理或心智上造成影響。另外，生理上的病變也會反應在氣場上，使之變得薄弱穿洞，也可能因為「病氣」的堆積堵塞，而出現過厚的狀態。

氣場不平衡

　　氣場出現問題的話，除了會導致厚薄不均稱外，也會出現左右、前後或上下位移的情況。例如左腦過度發達的人，能量

都被集中到了左邊，就會出現左邊氣場多於右邊的情況。前後不對稱的，可能是思想快過動作或動作快過思想；向上移位的，可能是氣場未能完全地安於體內，或有逃避物質世界的傾向。實際情況還需檢視個案整體狀態才能下定論。

氣場穿洞

來自他人或自己的思想、意念、爭吵等等，都會使氣場穿洞，讓其他的能量輕鬆進入我們的氣場裡。常被人打小報告的人裡，很常見到背部的氣場充滿孔洞（廣東話的打小報告叫「篤背脊」，是不是很貼切），甚至還有人背上插著能量的箭矢。

黑色（或深灰色）塊狀物

這些都是不健康的意念體。意念體基本上是由我們的意念和動機所創造出來的能量模塊，能量模塊本身並沒有好壞之分，就好像一件工具，是好是壞端看我們如何去使用它。這些意念體會傳導能量和想法，如果意念體攜帶的是負面的念頭，那就會把這些負面想法投射出去。每當我們感到害怕、恐懼、羞愧、憤怒，又或接受了他人對自己的負面批判時，我們就會創造出有害的意念體，如：我不夠好、我不漂亮、我很愚蠢等等，成為沉重的能量。我們的潛意識不斷地重播這些意念。正面或肯定的話語多多少少能減輕負擔，但並不能「清除」這些負面意念，因為這些負面意念體已被創造出來，肯定語只是新創造出來的意念體而已。有害的負面意念，無論是來自他人的或自己的，都以黑色或深灰色的塊狀物，浮游或黏附於我們的氣場裡。

🥚 病態能量索

　　一般人與別的人事物建立關係時，會在相互的能量場中建立起能量輸送管道，又稱為能量索。而病態的能量索很多時候是單方向的能量輸送，有可能是你單方面地在向對方輸送或是索取能量。這能量索就像是一道制約，讓我們不能放下、不能再前進。越深厚或糾纏不休的關係，能量索越為粗壯並根深蒂固，同時還有「自動修復」的能力。

5-7

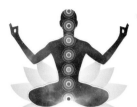

人手掃描

　　除了直接「目測」氣場之外，也可透過我們的雙手去感知氣場的狀況。這個可說是能量療法的基本訓練之一，在很多古老的傳統裡，是必然會訓練的一部分。

　　我們的手天生帶著觸覺，但每個人的觸覺都或多或少有所不同。有些人的手對冷熱溫度的變化較為靈敏，有的人能接受較高溫的物品而沒有不適。同樣的，對能量的觸覺每個人也都有不同感受。甲認為是熱、乙可能會覺得剛好，甚至丙會覺得有點涼……這是因為我們每個人都是獨一無二的個體，我們的感覺也是。

　　筆者常會鼓勵學生去建立一套「能量語言」的資料庫，就像小時候父母長輩告訴我們什麼是「甜」、什麼是「苦」，小時候的我們是「無知」的，只有感覺，放到嘴裡的東西讓我們笑，父母長輩會說：很甜呢；放到嘴裡的東西讓我們哭，父母長輩會說：很苦哦……然後我們才能連繫上，怎樣的感覺叫甜、怎樣的叫苦。我們對能量的觸覺也是如此，要先去感覺，然後再去「定義」或「命名」，把這些感覺跟已知的用語聯繫在一起。

　　再比如說，當我們用手檢查個案的胃部時，發現到一股跟其他部位不一樣的能量，有人會形容為刺刺的，有人會形容為

冷冷的，這些都是個人的感覺和形容，接著再詢問個案，得知個案有「胃痛」的狀況，那麼這個感覺無論是被形容為刺刺的或是冷冷的，已經跟「胃痛」聯繫在了一起。看到這裡可能有些人會問，為何會用刺刺的或冷冷的來形容胃痛呢，這不是兩個不同的感覺嗎？筆者覺得這可以用「寒風刺骨」來解釋。二元世界中，感覺也是有兩極之分的，每個人的感覺又不一樣，要多「寒」的風才能令一個人覺得「刺」骨呢？又是不是每個人都一樣呢？對生活在亞熱帶的筆者來說，攝氏十度左右的風已覺得刺痛，但對於生活在較冷地區的人，那可能才不過「區區十度」，算不上冷呢。對筆者來說，這個「冷」的感覺就是十度，而對一些人來說，十度或許是適中的感覺。每個人對「攝氏十度」的感覺和演繹都可能會因各種因素而產生很大的差異。

　　在以雙手掃描能量場前，先提升雙手的敏感度能讓雙手更易捕捉訊息。就像天氣寒冷時我們手部的觸覺會變得稍為緩慢一樣。可先搓搓雙手，喚醒雙手的感覺。這裡要提醒一下那些雙手會「自動」輸出能量的朋友，記得讓雙手「暫停」一下能量輸送，才能準確感知個案的能量，否則在掃描檢測時，個案的能量場受到療癒師雙手能量輸出的影響，掃描結果將可能出現偏差。天賦型療癒師又或是曾接受過靈氣療法訓練的朋友，雙手都會「自動」輸出能量。前者是天性使然，後者是在訓練過程中加上了一個自動輸出鍵。不論你是哪一類都需要特別留意，別讓個案的氣場受到我們能量的干擾而出現變化，影響了掃描結果，到頭來我們可能還會懷疑自己是否哪裡有問題。靠著意念，我們可以停止雙手的能量輸送，稍加練習就可做到。

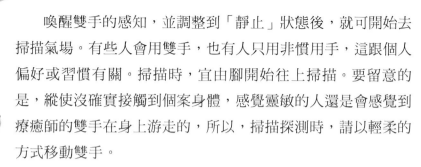

　　喚醒雙手的感知，並調整到「靜止」狀態後，就可開始去掃描氣場。有些人會用雙手，也有人只用非慣用手，這跟個人偏好或習慣有關。掃描時，宜由腳開始往上掃描。要留意的是，縱使沒確實接觸到個案身體，感覺靈敏的人還是會感覺到療癒師的雙手在身上游走的，所以，掃描探測時，請以輕柔的方式移動雙手。

　　在掃描時，把注意力放在感知上，先容許自己純然的感覺。可注意氣場在整體上給你的感覺，然後留意感覺與其他部位不一樣的部分，這個不一樣又是怎樣的感覺，把它以自己的方式記錄下來。大部分人都能感知到氣場的疆界，就像是把手平放入水中，會先遇到一股張力，接著感到空間變重或凝滯起來似的。如經過氣場有洞的位置，可能會有「空空的」或是吸力的感覺；如某個部位有生理上的病變，我們或許會感覺到不舒服、刺刺的、冷冷的，又或是溼溼的、黏黏的；如氣場被依附了病態意念體或是能量索，或許會感到黏黏的、漲漲的、刺刺的，有些人甚至可以摸索到那條能量索，感覺就跟麻繩一般；曾於職場或人際關係裡被中傷或遭打小報告的人，也可輕易在他的氣場裡發現能量箭矢。

　　在練習掃描的時候，盡可能地把自己的感覺記錄下來，並與個案討論求證，然後建立一份屬於自己的對照表，從中了解自己的感知系統。

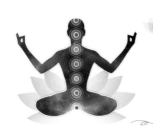

5-8

靈擺檢測

　　靈擺檢測大多用於探測脈輪狀態。水晶及金屬是一種有效的能量導體，能夠把脈輪的電磁場轉譯成肉眼可觀察到的動態，所以一般都會選擇使用水晶或金屬靈擺來探測脈輪。當個案平躺下來，把水晶靈擺懸垂在個案的脈輪上方，旋轉中的脈輪能量會讓靈擺在對應的狀態擺動或轉動（參考圖10）。

　　如第二章所述，健康的脈輪是順時針旋轉（從身體前方觀察），而且呈圓形。順時針是指在北半球的情況，在南半球是相反的，所以人在澳洲的朋友要注意了，以下提到各種有關旋轉方向時，都是反過來的。要問為什麼嗎？去看看氣象圖那些熱帶氣旋吧，南北半球的旋轉方向是相反的，這個是上天的設定，不是人定的。

　　雖然常聽到有人用「打開」脈輪、「關閉」脈輪去理解一個脈輪的狀態，事實上，脈輪並不能打開或是關閉。每個脈輪都是在轉動的，隨著脈輪的轉動，能量被釋出，注入能量場。7個主要脈輪的大小基本上是一樣的。根據赫爾密斯之學法則（Hermetic Principle）的對應法則說：「猶在天，如在地」（as above, so below），每個脈輪基本上都應是相同的，同時又會互相連結。一個能量輸出較弱的脈輪，它的旋轉會變弱，甚至接近靜止；當旋轉是鵝蛋形時，顯示脈輪的能量不平衡，可能是

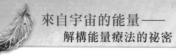

有關脈輪左側或右側的器官出現了問題；逆轉的脈輪則表示能
量倒流，在相關部位可發現病兆出現（參考圖5）。

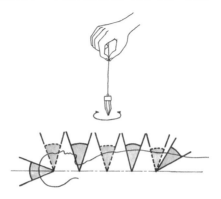

▲圖 10　靈擺轉動示意圖

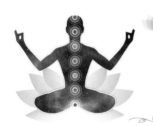

5-9

解讀檢測結果

　　在掃描或探測個案的能量狀態時，無論是用目測、人手掃描，或是使用靈擺，緊記先把注意力放在感知上，專注地感知能量場每個部分、每個脈輪的狀態，然後用自己的方式把感知到的狀態記錄下來，直至完成整個掃描探測為止，最後再因應需要及狀況去分析掃描探測結果所反映的狀態。有些個案並不一定想知道掃描結果，不是把所探測到的全說出來就是好的。

　　解讀的時候，可先從整體的能量感或整個能量狀態開始，以下提供幾個問題方向給大家進行判斷：

▼　整體能量的感覺是飽滿的？稀疏的？有過度膨脹或收縮嗎？

▼　如果要用一個顏色形容整個能量狀態，會是哪一種顏色？

▼　哪一種顏色占了能量場大部分？

▼　哪個部位有不同於其他大部分的感受？

▼　這是怎樣的不同？

▼　有感到「穿洞／空空」的部分？

▼　有感到「飽脹／凝滯」的部分？

▼　有感到溫度的差異嗎？

▼　還有其他的嗎？

　　根據這些資料，療癒師就可運用合適的手法去處理及調整個案整體的能量狀態。

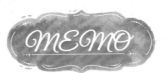

第六章

進行能量調整

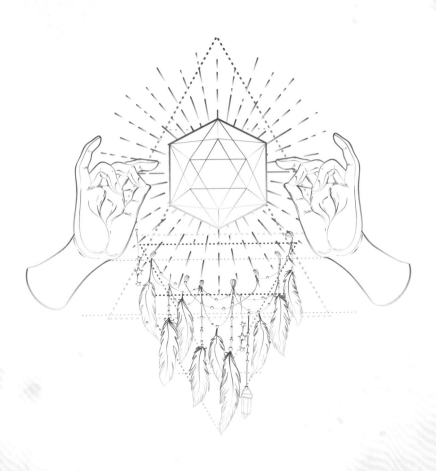

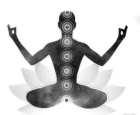

6-1

認識能量調整

檢測完氣場、了解個案的能量狀況後，接下來就要進入能量調整的環節。不同的能量療法體系有不同的技巧及手法。現今能量療法的發展可謂是百家爭鳴，各有千秋。在七〇年代的新時代運動後，近半個世紀以來，能量療法可謂蓬勃發展，有舊有能量療法體系得以傳揚，亦有融合近代思維而產出的新體系，亦有如舊酒新瓶的重新演繹手法後自成一系的。

這些體系萬變不離其宗，不外乎就是把第四章提及的預備步驟重新排列組合：

▼ 療癒師獲取能量／從某能量源引導能量

▼ 祈禱／冥想

▼ 設定目的／意圖

▼ 探知個案狀態

▼ 打開個案氣場

▼ 能量調整（包括淨化、補給、平衡）

▼ 肯定句

▼ 扎根落實

▼ 梳理並「關閉」個案氣場

有關於能量從哪裡來，第二章已提過幾種接引能量的方

法，根據療癒師所修習的能量療法體系，各有自己相應獲取能量的方法。而關於能量調整的手法，就是藉由清理／釋放能量、注入／補給能量，以及平衡能量來達成。能量在療癒上的運作，離不開這三個核心原則。不同的能量療法體系在這方面各有其手法，有些會很明確清晰地分成三個部分，有些則會融合在一起，各施各法。

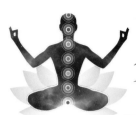

6-2

負能量對人體的影響

　　有關身體能量的部分，透過第一章〈能量療法基礎原理〉及第二章的〈細說脈輪及氣場〉的說明，大家應該都知道，我們身體需要能量上的清淨及平衡。當負能量累積起來後，就會成為能量系統裡的負擔。這裡會詳細解說一下有關負能量的影響。

　　在這個二元兩極的世界，我們體內流動的能量可分為兩種：負能量和正能量。正能量，有的翻譯為積極的能量，可使我們感到快樂、充滿活力、充滿生機、有靈感、有動力和健康；負能量，或消極能量，則使我們感到疲倦、不快樂、悲傷、沮喪和憤怒，而負能量的累積更會造成疾病。

　　負能量一詞，翻譯自西方典籍上的 Negative energy，泛指一些為人類或人類生存環境帶來負面影響的能量。為何只針對人類？那是因為人類不需要的，有可能會是其他物種需要的，最明顯的例子就是二氧化碳。人類排出二氧化碳，而這正是植物日間需要的；植物排出的氧氣則是人類需要的。所以這個帶來「負面」影響的能量或物質，主要還是針對人類而言吧。

　　中醫系統中，人體有幾種不需要的能量，包含病氣、濁氣、寒氣、溼氣、霉氣、穢氣等等，這裡就不一一細述了。人體的每個器官、肌肉、細胞，都在持續地進行新陳代謝，也會

產生廢物，將身體不需要的物質給排放出來。能量亦如是，當病氣或負能量累積多了便會實體化，如溼氣重的人手腳多汗或多痰、風寒重的容易有胃氣，甚或嘔吐出清澈的黏稠液體。同樣的，身體進行新陳代謝時，在清理舊的、病變的細胞的同時，也會把儲存在器官裡的毒素，包括其能量的部分給排出，所以我們的身體每日都會排放出負能量，就如排泄一樣自然。當然，日常的飲食習慣、情緒起伏等，也有機會影響我們的能量場，在能量場上留下痕跡。

這些能量需要經由能量管道輸送排出，如果能量過多超出管道的負荷，或能量的流動出現問題而無法順暢釋出時，能量滯留將造成能量管道的堵塞，還會與能量中心（脈輪）相互影響，繼而惡性循環，負能量積聚於體內，能量中心進一步變弱，能量管道將更加脆弱。

不僅如此，過多的負能量也會儲存在臟腑、肌肉、關節、骨骼以及能量管道──經絡之中，轉化成中醫裡的「寒氣」，這也解釋了身體狀況弱的人為何體質偏寒涼或畏寒。筆者就曾遇過一位體質虛弱的學生，身體內堆積了大量寒氣，參與筆者的臼井靈氣療法初級班的練習過程中，因受到大量能量的灌注，體內的寒氣有如山洪暴發般傾瀉而出，浮上身體表層，霎時皮膚表面覆蓋上一層明顯的寒氣，手腳與嘴唇泛著紫藍色。經過筆者一番疏通後，終於手腳回暖，恢復了一點血色。

隨著人們年紀越大，以及現代生活作息造成的能量過度消耗，能量管道無法正常運作，體內堆積的負能量也就越來越多。中醫裡很多處理經絡的方法，都是在協助人體清理體內的負能量，使能量系統能順暢運作，自然而然地，體內本有的自

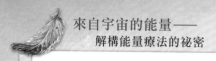

我療癒機制就能恢復良好運作，保持健康。

西方或世界各地也有針對能量系統進行處理的手法，雖然這些都在工業革命及科學化的年代中讓路給了主流醫學。如今，又有幾多人記得，在現代醫學當道之前，人們生病受傷是如何治療的？一如八〇年代的香港，有多少人相信中醫藥？如前所述，在新時代運動過後，這些舊有的手法重新萌芽，百花齊放，各成體系。

隨著上述對負能量的解說，就不難讓人理解，負能量的清理及釋放為何會是能量調整的三個核心原則之一了吧。

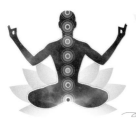

6-3

清理與釋放負能量

　　試想像一下，往髒水缸裡注入清水，水缸裡的水會是清澈的嗎？不會。需要持續注水直至滿溢、髒水流出、持續地淡化、再淡化。如果想水缸變得清澈，就用這種方法，持續注水，直至滿溢、淡化。也有另一個方法，就是先排出水缸裡的髒水，再注入新的清澈的水。

　　之所以提這個比喻，是因為我們的能量系統某種程度上就像是一個大水缸、水管或海綿，能量就是水，如果我們的能量系統變得污濁，持續注入新的能量的話，能量有機會變得越來越清澈，但前提是這些舊的污濁能量，英文一律叫作負能量的這些如病氣、寒氣、濁氣等能量可以被排出來。

　　當負能量長期積累在體內，如果不排放出來，一來負能量占據了空間，二來即便注入再多的能量，也只會卡在管道裡，不能順暢地在能量體內運行，造成上游滿溢，下游卻乾涸無力，能量自然不會平衡。由此可知，清理淤塞的能量是非常關鍵的步驟，唯有把這些淤積的能量清乾淨了，身體才有更大空間容納新的能量。

　　能量管道淤塞了，自然就需要清理。在《光之手》（*Hands of light*）及《光之輪》（*Wheels of Light*）這兩本書中都有介紹一種叫作能量螯合療法的方法，原理都是藉由清理氣場中的負

能量來淨化個案的氣場；除此之外，其他療法如EFT情緒釋放技巧（Emotional Freedom Technique），原則上也是先清理積存堵塞的能量。麥可‧璽睿在《神聖醫學》一書裡提到：「唯有清理，才能結束你重複上演的舊劇本。」第一章已解說了四體是如何互動的，而當身體出現毛病時，情緒體及心智體也會受到影響。透過能量療法，從肉體能量場入手，可以幫助我們處理情緒體或心智體，因為四體互為影響的關係，無論從哪一個入手，最終的影響都是全面的。而當舊有信念得到清理後，因舊有信念而出現的一連串反應也就會因此而中斷。

第一章舉過這個例子，就是當你相信上司是個只會責罵下屬的人時，當聽到上司傳喚你，你就心跳加速、手心冒汗，除了這些身體反應外，思維層面上，你可能會在想，近來有沒有什麼失誤？上司要找麻煩？有同事打小報告？我要去據理力爭嗎？還是忍氣吞聲？無論哪一種，你的身體會出現捍衛模式，這能從身體語言中反映出來，上司也可從榮格所說的集體潛意識中感知，而後無論上司說了什麼，你都會先入為主地覺得他在批評你，最後想當然地就沒有什麼好結果。一旦你清理了舊信念後，你至少是帶著「中性」的想法面見上司，一來你不再處於捍衛模式，思想上會較為開放，不會主觀地認為上司是在刁難你，而會中立客觀地去聆聽，結果就將大大不同。所以說，清理能結束你重複上演的舊劇本。

不難理解，為什麼賽斯會說：「信念創造實相」。在這個例子中，改變的只是你的信念，而結果已大不相同。所以，亦有人說，不要企圖改變他人，而是先改變自己，當你改變了，你的實相也會隨之而出現變化，受改變的，也會包括你身邊的

人，因為很多時候人與人之間都存在著互動，正所謂一個巴掌拍不響，就是這個道理。所以，你不要去要求別人改變來迎合你，而是先處理好自己舊有的信念、結束重複上演的舊劇本，讓自己成長蛻變。上述例子是真實案例，當中個案透過占卜去了解有關上司及與上司互動的要點，從而得知上司並不是同事口中的為人時，主角放下了捍衛模式，與上司平和地交談，整個情況也就出現了變化。想想你自己有些什麼隱藏信念，比如「權威人物（包括長輩、父母、老師、上司等）都只會批評我」？或「同事單獨找上司一定是在打我的小報告」？又或其他？是時候去清理、結束這些無限循環的舊劇本了！

　　信念，也是一種能量。量子物理學及弦理論已說明，世間萬物皆由弦線般的能量組成，所以透過能量上的清理，也可改變信念，及受其影響的心智體、情緒體及身體能量場。

　　有關清理的方法，有的能量療法系統會分別處理體表及體內的能量管道。有關身體表面的負能量，有些是從環境中沾染而來的，可以透過煙燻鼠尾草等有淨化效果的植物帶走，或使用能量的手，呈碗狀、掃帚狀或抓狀，如掃地般掃撥。至於體內的能量管道，則可嘗試把能量想像成水，把能量管道想成是水管，當水管淤塞了就像在清理水管一樣，有的用挖出、有的透過壓力推出，或是加入溶劑溶解淤塞使淤塞能順利排出。不同的能量療法體系在清理方面都有不同的手法。有些手法是去把堵塞能量挖出來，比如靈氣療法裡的靈性手術；有的是透過推拉牽引出來，比如天地能量觸療裡其中一個手法；有的則透過注入能量，以新能量沖刷、推送舊能量，就如能量螯合療法。

　　接觸過不同種類能量療法的朋友，可試著整理一下所學到

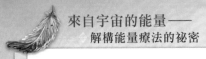
的是屬於哪一類。當你清晰了你每個手法所達至的效果及目的時，你便可更彈性靈活地運用，根據個別狀況去進行調整，更有效率地達到更佳的效果。

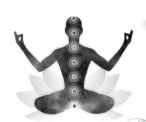

6-4
注入與補給
及平衡能量

　　除了清理能量，另一重點就是補給能量。我們的身體大部分時間都在消耗能量，而去處理舊有創傷、管道堵塞等等也需要耗費能量，所以補充能量是很重要的。且堵塞情況嚴重時，除了清理，也要適當地補充能量，系統才有足夠動力繼續清理修復，這也借鑑了《黃帝內經》裡的補瀉概念——「虛則補之，實則瀉之」，有時是需要一邊瀉一邊補的，排放積累的病氣時，也要注意儲存的能量是否還足以支撐正常運作。而在補充能量時，也要注意會否過多。（這部分會在第十一章〈能量療法的迷思〉中詳細解說）

　　關於注入的能量，1-1〈能量的來源〉提過不同類別的力量，第二章〈細說脈輪及氣場〉也說到不同能量的作用。不同的能量療法會根據各自的手法去使用這些能量，可能是色彩能量或是陰陽能量。有些療癒師偏好使用白光，有些療法只用單一能量，或不會告知使用哪一種能量。脈輪基本上是一致的和有共通性的，根據赫爾密斯七大法則裡的對應法則——「猶在上，如在下」，每個脈輪之間的共通性會讓它們自動取得平衡。理論上來說，只要有足夠的能量供應給其中一個脈輪，其他的脈輪會自動重新調整排列，回歸到序列當中。而當有白光進入脈輪時，脈輪及身體不同的部位也會自行選擇性地吸收其

中適當的光譜（就如葉綠素只吸收紅光和藍光）。但是這也使身體進行多了一道工序，就是從白光中過濾去獲得需要的能量頻率，所以關於白光的使用，利弊各有之。

電能或電磁波的傳導都會因距離等因素而有所流失，離訊號發射站越遠或是身處偏遠地方，手機就收不到訊號，所以在一個城市裡每隔一段距離就設有訊號發射站。同樣的道理，當能量進入我們的身體後，也會因為各種因素而減弱，一些較「偏遠」的部位未必能有效接收到能量。這可能是因為能量已被身體不同的部位所吸收，又或是遇上了堵塞的情況，能量不能有效通過所致。還有一種情況，就是單一脈輪嚴重缺乏能量，而白光或單一能量未必能有效處理時，這時，或許會需要更龐大的能量流或多次的療程，才能得到理想效果。為了更有效地處理身體狀況，因此演化出了不同的方法去針對不同的脈輪或身體狀況的需要。

除了有關色彩能量或陰陽能量的使用指引之外，其他比較常見的手法還包含遵從能量行走的軌跡或指定路徑、按脈輪處理，以及直接針對發生問題的身體部位進行處理。遵從能量行走的軌跡或指定路徑這種手法，就是把整個管道都以能量沖刷一次。可以想像成管道就是屋子裡的水管，不論哪裡有堵塞或污泥淤渣，整組都要沖刷一遍。透過能量流的進入，順暢的段落會被能量填滿，有污泥淤渣的會被沖洗，堵塞的位置需要大一點的水壓，即強勁一點的能量流，或是不同種類的能量去衝擊來清理淤塞，然後能量就能繼續填充管道。在進行的時候，可以是分區或分段式地處理，能量螯合療法就是這樣的。這樣做除了清理，同時也能補充並平衡整體能量。

另一種常見手法就是按脈輪處理。因為赫爾密斯裡的對應法則，脈輪基本上是有共通性的，這會讓它們自動取得平衡。只要任一脈輪得到足夠的能量供應，其他脈輪自然會重新調整。這也是為什麼不少氣功都著重站樁扎馬步、瑜伽著重昆達里尼（Kundalini）。站樁扎馬步能讓能量從雙腳進入，「意守丹田」讓能量在丹田進駐，嚴格來說應該叫下丹田。站樁得當，會感到有一道暖流在肚內運轉。當下丹田盈滿，能量繼續進入來到中丹田（即心輪位置），再之則是上丹田（即眉心輪位置）。印度瑜伽中的昆達里尼，同此概念。在《全愛》（*All Love*）一書裡，著作者很強調當昆達里尼得到足夠能量後，就自然地會被喚醒，然後上行並啟動眉心輪。過早啟動眉心輪都會帶來不良甚至嚴重的影響。不論是站樁或是昆達里尼，都是強調鍛練下部脈輪的重要性，以此促進整體能量的提升。所以，單純地集中補充一個脈輪的能量，就可帶來整體上的變化。

最後一種則是針對發生問題的身體部位或相關脈輪去分別處理，使用這種手法的療癒師對人體能量結構及與之相對的身體狀況，要有十分深厚的認識以及對身體能量反應的靈敏感知，才能快速掌握個案狀況並制定方案，例如需要針對性處理的脈輪有哪些？該如何處理？需要清理哪些？需要補充多少能量？用哪種能量？在能量療法體系中，般尼克療法已針對性地對問題部位建立了完整而全面的療癒方案。為了讓大家有個概念，筆者在這裡概括一下相關資料：

- ❤ 有關頭痛的處理：涉及 6 個主次脈輪，包括太陽神經叢。
- ❤ 肩周炎（又叫作五十肩）：涉及 8 個主次脈輪，包括海底輪、臍輪、太陽神經叢。

▼ 呼吸道問題（包括肺炎、肺氣腫）：涉及 11 個主次脈輪，
包括海底輪、臍輪、太陽神經叢、眉心輪。

▼ 類風溼關節炎：涉及多達 19 個主次脈輪。當中亦涉及使用
不同的色彩能量。

　　頭痛不光只處理頭部。西醫常為人詬病之處，就在於「頭
痛醫頭、腳痛醫腳」的處理方式，療癒師也要引以為鑑！所
以，針對脈輪或個別身體狀況去處理的話，你需要有一套完整
而全面的參考方案，或熟知能量結構、能靈敏捕捉需處理的脈
輪。

　　而使用靈氣療法的朋友，相對會簡單一些，因為靈氣療法
有一個原則，就是能量是受到宇宙意識所導引的，雖然靈氣療
法也會透過使用符號去導引不同種類的能量，但其原則是不變
的。靈氣療癒師只要盡好能量管道的角色，能量自然會到達合
適的部位。這或許是最適合繁忙的都市人的自我療法吧。日常
已很忙碌、腦袋靜不下來，如果進行自我療癒時也要讓腦袋持
續運作的話，想想就壓力山大啊。複雜的療法有其強項，但簡
單的療法也有簡單的好處呢。

　　對臼井靈氣療法或能量螯合療法有興趣的朋友，可留意筆
者的工作坊。能量螯合療法包括在薩滿訓練課程或「天地能量
觸療」的工作坊內。

第七章

過程中的注意事項

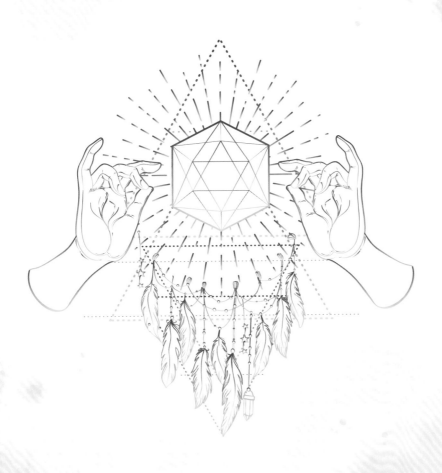

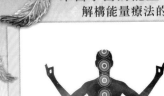

7-1
處理個案好轉反應
及情緒爆發

　　作為療癒師，也需要注意到當進行能量療癒時會有可能出現的好轉反應，包括肉體層面的以及情緒和心智層面的。好轉反應的英文是 healing crisis，字面意思是治療風波或治療危機的意思，所以你們能夠想像這些好轉反應會有的嚴重性嗎？現在先說一下為何需要注意好轉反應的原因，理由有三，一是讓個案有心理準備，一旦出現好轉反應，能及時察覺及處理，並促進此過程，讓過程更順利。

　　筆者有位學生之前學習過其他療法，在過程中經常會與其他學生互當練習對手，互相療癒，就在沒有足夠的認知下，他經歷到了情緒上的好轉反應。因為缺乏認知，上課時導師及講義也都沒提及情緒相關的好轉反應，所以在好轉反應出現時，也沒有察覺，回想那段時期，他是痛苦的，會譴責自己的「情緒化」，也有人因情緒反應而與身邊親人、朋友、同事起衝突等等。他說如果對好轉反應特別是情緒上的反應早有認知，應該可以更好地去處理及面對。這麼說也對，就如同一服會瀉下的中藥，你早知道吃了會腹瀉，你就不會外出或遠離洗手間。

　　第二個的理由是個案可能會因強烈的好轉反應而被嚇到，甚至會認為是副作用而失去信心（可參考第四章提及的第一次進行眼底檢查的婆婆）。最後一點，就是讓個案有清楚的認

知，而不是莫名奇妙的期望。能量療法，包括靈氣療法，都會帶來好轉反應，只是大多數人都較容易察覺到身體層面的，而忽略了情緒及心智層面的，很多人都會忽略自己的感受，當人忽略自己的感受時，又如何能察覺出自己的感受甚至情緒有所不同呢？而被忽略了的不等同於沒發生過。

筆者有位個案不知道從哪裡道聽塗說，相信靈氣療法不會產生好轉反應。他說他已苦痛了十多年，不想再承受苦痛了。他這情況筆者是理解並同情的，但是，一切的療癒都會出現好轉反應，只是程度的強弱、即時或是延遲、明顯或是隱晦的差別罷了。筆者給予這個案兩個選擇，如果他選擇即時性的，那筆者會陪著他經歷這個過程，讓他免於孤單面對，在過程裡支持他；如他選擇延遲性的，那只能送上祝福祈禱，讓這個過程順利。

所以，適當的解說是很重要的，但也要避免過分渲染帶來不必要的擔心，更要避免創建自我滿足的預期效果、處於某種形式的狀態或戲劇式的期望，因為通常情況都並不如預期。筆者參加過一些活動，見過不少參與者表現出狂喜大笑或是大哭的反應，有說法認為哭就是在釋放情緒，覺醒後就會感到喜悅云云。然而，筆者觀察，在場的大部分反應都是有意識地而非出自內心地宣洩。

催眠學裡有一套理論，認為有時潛意識是會迎合療癒師的指示而給出若干回應。既然潛意識能迎合療癒師，那迎合個案本人又有何不可能？當個案深信某些現象就是療癒釋放，而又急欲得到結果的話，潛意識是會製造出本人所期望的假象去迎合自己的。不過這些在能量感上是不一樣的，真正的喜悅歡笑

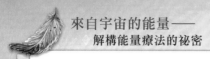

就像一首有靈魂的歌，是會感染他人，讓他人都感到觸動及喜悅的，反之，就只會讓人感到厭煩。筆者就曾目睹，有位參加者忍受不了連日來「沒靈魂的」笑聲，直接喝止一名不斷狂笑的參加者（筆者曾想，這個人狂笑了這麼久不會累嗎？他的頭腦真的也很厲害哦）。聰明的人學業成績會好，但學業成績差的人不一定不聰明；釋放可以哭喊、可以嘔吐，但哭喊、嘔吐不一定就是釋放，即便不哭喊、不嘔吐，也可以有其他的釋放方式。

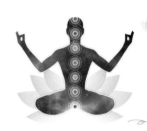

7-2

什麼是好轉反應？

在我們的成長過程及人生裡，或多或少都曾經歷過疾病、創傷，這些都會在我們身體細胞及能量場裡留下痕跡，以負能量的型態存留在體內。這是每一個人都會有的情況。就如同扭傷，表面上看似恢復了，但那個能量毒素仍有殘留，所以當身體狀況較弱，如生病、年紀大了，或因外界原因，如天氣變化，就可能「風溼發作」。我們的身體裡儲存了不少這一類的毒素能量或負能量，負能量會儲藏在細胞、器官、骨骼、關節等部位，當能量進入我們的身體及能量場時，這些能量會帶動身體新陳代謝，讓儲存在肉體、情緒體以及心智體的能量毒素從細胞及能量場中釋出。

能量的進入會沖刷氣場管道裡堆積的「污泥」，所以身體上會出現反應。中醫裡有句「不通則痛」，也就是說，我們的身體在療癒過程裡或許會出現一些令我們不太好受的反應，而這些反應甚至有可能會重複出現。就如我們洗刷污泥，有時需一層一層地處理，因此也有人形容這過程就好像是在剝洋蔥一般一層一層的。

這些症狀籠統被稱為好轉反應。在身體修復的過程中，不同的症狀有時會反覆出現，更有可能被誤認為生病了。好轉反應跟疾病引起的症狀十分類似，很多時候讓人混淆，但從根本

上來看，它們爆發的過程是截然不同的概念。疾病是因為體內的負能量、病氣、濁氣堆積超過負荷而引發的，就像屋裡的灰塵垃圾太多而讓人不舒服；好轉反應是因為能量的增加（包括飲食、習慣、工作、環境等因素的影響）所引發的排毒反應。體內的負能量從細胞、器官等排出，經由不同的方式及管道離開身體，隨之而來的排毒反應，就像是原本蓋上的垃圾桶被打開了，味道都跑了出來，或是在大掃除時出現的短暫凌亂，這個清潔的過程，當然會讓人不太好受。

　　身體原本就具備自行修復的機制，只是平時能量和營養不足、毒素過重而沒法進行自我調整。生病會消耗能量，同樣的，好轉反應也會消耗體內所儲備的能量。除非身體已經有足夠能量足以應付，否則好轉反應就不可能出現。

　　負能量的釋放都是緩慢而輕微的，並不會影響日常生活，但是有時也會有劇烈的情況發生，好轉反應帶來的不適感有些維持數小時至一天，有些可長達好幾天甚或數星期不等。筆者曾經歷最長時間的一次好轉反應維持了兩星期。但一般情況下，隨著能量的增加，不適感的時間會縮短，而強度會明顯漸漸舒緩。

　　根據筆者經驗，好轉反應可以按照舊患症狀的前後，以倒序的方式出現。有時候從內部開始往外部出現、從頭到腳出現、有些時候則是從外到內。比如你不小心扭傷了腳踝，小腿肌肉疲勞繃緊導致膝蓋不適。好轉反應就會反著來，首先膝蓋出現痠痛的反應，這是膝蓋先在修復，然後就是小腿，最後才是腳踝。

　　腸胃道的毒素可以經由放屁、肚瀉、臭便、多便、打嗝、

嘔吐等腸胃道的發炎症狀排出；呼吸道的毒素會經由咳嗽、生痰、氣喘、流鼻水等呼吸道的發炎症狀排出；泌尿道的則是出現多尿、血尿、排結石、水腫等尿道發炎的症狀；生殖道的則是異常分泌物、異常月經等生殖道的發炎症狀；心腦血管的毒素則會引發心悸、胸悶、胸痛、水腫、發燒、頭暈、頭痛、失眠、噁心、精神情緒不穩等反應；皮膚免疫系統的毒素則會出現皮膚敏感潰爛、關節痛、肌肉痠痛、發燒等；諸如此類。

　　遇到好轉反應時，只要持續保持正能量流入，氣場以至身體將會逐步提升。生病的人更需要自我覺察，除了找出原因並且排除之外，更要積極地獲取正能量，讓自己恢復提升到原來的和諧狀態。當好轉反應結束之後，整個人就會感到輕鬆、整體健康狀態也將得到改善。

　　除了身體層面，情緒及心智層面的好轉反應也要注意。曾被壓抑的情緒會浮現，使得釋放及清理能夠發生。量子物理學已證實萬物皆是頻率，情緒也是。每一個情緒反應其實都是來協助我們的，如面對懸崖峭壁的恐懼會讓我們小心前進。有時候我們會壓抑自己的情緒，不讓它完成工作。例如面對無理的責罵，你或許會想哭、憤怒，但因種種原因你沒有爆發自己的情緒，只是站在那裡。這些情緒反應其實是來提醒你要保護自己，但你無視了。沒哭出來或破口大罵不等同情緒就消失了，這些能量仍然存留在身體及能量場裡。一旦療癒的能量進入身體時，這些能量也會被排出，而在排出時，就像生理上的好轉反應般一一呈現，這時，容許自己去經歷、去體驗、去擁抱這些情緒，讓這些情緒告訴你，你曾經忽略了什麼感受、傷痛及原因。

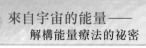

　　當我們接受能量調整、經歷自我療癒和成長時，我們舊有的信念或制約將得以改變，我們或許需隨此而改變生活習慣，讓信念與行動一致。改變象徵著舊周期的完結、新周期的開始。當我們未完全預備好改變時，我們的內在或許會出現抗拒，因為，儘管我們的意識想要得到療癒，但這些「變化」對身體來說是未知的。我們的身體、能量體以及潛意識習慣緊抓舊有的、慣有的事物，因此常會在不知不覺間拒絕發生改變，帶來療癒上的反應和壓力，越抗拒反應越大，帶來更多痛楚。此外，當舊有的得到清理、新的將建立時，這段過度期間我們會出現一個迷惘的狀態，這段改變的過程可以是痛苦的、混亂的、沉重的、迷惘的、充滿未知與焦慮的，特別是當我們還未預備好去改變的話。但是這也是一個成長的機會。這些都是療癒的訊號。這時候，我們能做的就是不斷地輸入能量，讓宇宙以及能量去處理。在這個過程中，以最大的愛照顧自己。

　　以下為在好轉反應出現時，能幫助你更順利度過的幾件事：

1. 補充足夠的水分。
2. 多休息、不熬夜、晚上 11 時前就寢。
3. 適量運動、伸展操、深呼吸。
4. 避免不健康的食物。
5. 吃容易消化而有營養的食物，比如水果和蔬菜。
6. 避免使用有毒性的洗滌劑、沐浴乳及化妝品。
7. 容許自己有獨處的私人空間，去體會曾有的情緒及其訊息。

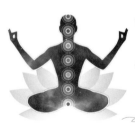

7-3
常見好轉反應一覽表

- 疲勞
- 感冒徵狀
- 咳嗽
- 多痰
- 氣喘
- 流鼻水
- 發熱
- 發冷
- 頭痛
- 喉嚨痛
- 放屁
- 肚瀉
- 臭便
- 多便
- 腸胃脹氣
- 嘔吐
- 便祕

- 肌肉及關節痛
- 背痛
- 刺痛感覺
- 心悸
- 胸悶
- 胸痛
- 水腫
- 頭暈
- 睡眠品質差
- 噁心
- 精神情緒不穩
- 多尿
- 血尿
- 排結石
- 異常分泌物
- 異常月經
- 溼疹和敏感症狀

- 大量排汗
- 濃烈體味
- 精神緊張
- 煩躁
- 睡眠模式出現改變
- 惡夢
- 壓抑的情感、回憶浮現
- 上癮行為變得嚴重
- 出現批判、指責、「被害妄想」、暴力想法
- 對生命、關係、信仰、世界觀、自我身分認同的信念受到衝擊

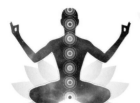

7-4

情緒爆發

　　既然情緒也是一種能量，未被處理或釋放的情緒能量也可以儲存在身體裡。在能量療癒的過程中，這些能量會從儲存的部位排放出來，這些情緒會浮現，所以處理過程中遇到個案出現情緒爆發也是可以理解的，甚至應該感到欣慰。然而，有些療癒師對於這種情況感到有壓力或不知所措。筆者就曾見過，一名情緒諮詢師能侃侃而談如何處理情緒，卻在面對出現情緒爆發的同學時，下意識地引導同學把正開始釋放的情緒給推回去。所以，理論上明白及實際能否做到是兩回事，希望各位能引以為鑑，時刻警惕。

　　我們需要明白，情感是我們既有的一部分，特別是作為療癒師，更需理解並接受情感流動才是正常的狀況。我們能量場中有情緒體，這是自然現象。而情緒體猶如我們的手腳器官，它的存在自有妙用；情緒體的能量就如水一般，需要流動才能保有生氣及活力，否則會發臭。

　　在這二元世界，黑白、光暗等一切共存，「唯靜默，生言語；唯黑暗，成光明」（出自小說《地海巫師》），當你擁有光明，自有黑暗存在。然而，不少的身心靈資訊只強調光和愛，社會中更存在著抑壓情感的文化，「情感」被貼上負面標籤，使得部分人不自覺地要「與黑暗劃清界線」，就如情緒勒

索之所以成功，就是因為我們一直以來被教導要當個好人、要包容、要友愛、要專業、要有團隊精神等等，一切反面的都會受到標籤化，不扮演好人、不包容、不友愛、不專業、不為團隊買單，都會被貼上標籤。負面情感也同樣地被貼上了標籤，就像不少人都承受過情感勒索一樣，甚至有些人不能容忍自己有所謂的「負面情感」存在而忽略了這些情感，然而，不是無視它們就會不存在。

憤怒又如何？古時有武將「怒髮衝冠」成就佳話。

固執又如何？日本人的包裝藝術不也是一種固執？

哭又如何？沒看見小孩子哭過後就能大笑？

可惜，在社會裡給予了這些情感太多負面的標籤……

工作坊裡有位參與者分享他的故事，說他在「憤怒」的時候，他的邏輯分析能力是更強的。可惜，很多時候只會得到一句「冷靜一點（calm down）」。試問一句，為何要冷靜？他的邏輯分析，以至工作能力沒有因此受到不當影響，反而更好，那冷靜是為了什麼？

有人有以下這種經歷嗎？當你在跟上司堅持看法時，被說成「固執」，然而當你日日加班，為的是堅持完成工作時，卻沒人說你固執？何謂固執？何謂堅持？堅持或固執只有一線之隔，正如包容及包庇縱容。當一些人要包庇某些事物時，對於反對的聲音會說成是不包容，這些都只不過是情緒勒索、操控的一種手段呢！大家還要因此而分裂、壓抑、束縛自己的情感和情緒體的能量嗎？

有一位男士肚子在一個月內越來越大，像是有了好幾個月的身孕，因此去找療癒師處理，經檢測發現他把很多的負面情

感都解離分隔起來。人們普遍受到身心靈文化裡過分強調的「光和愛」的影響，加上「信念創造實相」，也或許是文化上一些所謂的「負面情感」都不被接納之故，導致情緒都被自己漠視了。更有情況是，在社會大氣候動盪之際，有些人選擇拒絕收到有關資訊，然後自我感覺良好「我外在很平靜，我內在也很平靜」，這不是掩耳盜鈴嗎？我們身處的社會大氣候猶如空氣般的存在，除非你不吸那一口氣，否則在一呼一吸間，焉能劃分清楚？有關「信念創造實相」的理解，第六章已提及，這裡再簡單複述一下，這句話的重點就是，信念會影響我們與他人及環境的互動，從而影響我們的反應，以及之後的一連串際遇。不當的信念會讓人活在自己的劇本裡，重複著不健康的模式，以致實相一塌糊塗。

這些壓抑的情緒能量一直埋藏在身體深處，有如一座休眠火山，當有一日這座休眠火山的壓力到達了一個臨界點，就是爆發的時候。大家可回想一下，每每看到新聞報導裡有突然失常傷害他人的，除了已知精神病的，其他很多時候都被鄰里形容為好好先生的人呢。那為什麼會失控？就是因為要成為好人啊，那日積月累的「負能量」都往身體裡埋藏，有一天再也堅持不了了，就如火山爆發般爆發，最終不是傷人就是傷己。如個案能及時得到療癒師協助，把這些能量逐一疏導，可有助避免悲劇發生。

而作為療癒師，需要很清晰並準備好面對一切可能出現的狀況。個案要爆發其實也是不容易的，積壓在心底深處的能量，如若不是到了臨界點，就是在感到相當「安全」時才會爆發出來。所謂的「安全」，就是爆發時不會有批判的聲音出

現，可以是在信任的人前，也可以是其他，但重點是，他相信在他揭開傷口後會得到療癒。深深埋藏的傷口、甚至個案自己也選擇性忘記了的傷口，很痛，要去清洗傷口，也很痛，如若不是相信這麼做能讓傷口療癒，有誰願意揭開、清洗這些陳年傷口？要打開一次傷口真的很不容易。有些個案非常勇敢，為了療癒傷痛，不斷地尋找機遇，然而，如遇上不及格的療癒師，不止是痛，傷口會因自我防衛機制而一次又一次地長繭，要再次打開傷口，會變得越來越困難。所以，作為療癒師，請不要辜負個案的信任，更不要讓他們的傷口再一次長繭。如若你未預備好去處理不熟悉的狀況，請把個案轉介出去，避免個案承受不必要的二度創傷。

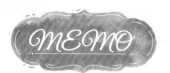

第八章

過程中：恍神狀態及肯定語

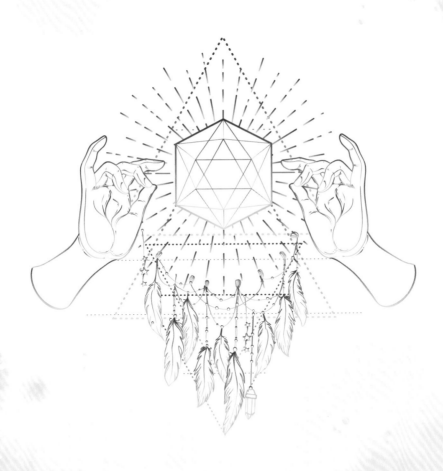

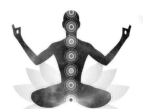

8-1

肯定語

　　有不少的中外勵志書籍都提倡使用肯定語。簡單的說，肯定語是一個積極正面的短語或陳述句，有助我們改變消極或無益的思想，讓我們不再糾結於負面經驗，鼓勵我們建立更積極正面的思想、感受及態度。肯定語的主要心理學理論為「肯定語理論」，已有實證研究指出，我們可以透過積極的方式告訴自己或肯定自己的信念，來維繫良好的自我意識。我們的信念是由小時候開始形成的，受到來自教育、環境、父母長輩、個人經歷等多方面的影響，有些有建設性，有些已不合時宜或是具有阻礙性。具有建設性的信念我們可以將之保留並強化，成為我們成就人生的基礎。那些不合時宜的、造成障礙的、成為制約的信念，就需要處理更新一下，否則它們就會像過時的電腦程序或電腦漏洞，甚至是電腦病毒，讓電腦不能順暢運作。

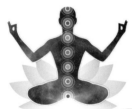

8-2
以肯定語促使信念改變並療癒內在小孩

　　在第一、二、六章都有詳細闡述思想信念會影響情感及肉體。記得那個「上司只會責罵下屬」的例子嗎？只是信念改變了，清理了舊有模式及制約，實相也會發生變化，可以說是「信念創造實相」的完美詮釋。第六章也提及要觀照我們的隱藏信念。很多時候，有些舊信念很明顯就能察覺到，只看你有沒有準備好去放下；相反地，有一些舊信念隱藏在潛意識深處，或是隱藏在明顯信念的背後，令人無法察覺。潛意識對我們的健康有著強烈影響，頑固的精神疾病或身體疾病總是深植於潛意識。

　　那些隱藏得越深的信念往往伴隨的是越難以磨滅的創傷，也就越不容易被發現。在成長過程中，我們都會經歷大小不一的創傷，很多時候，這些創傷都未能完整處理，所以我們會卡在舊有的經歷裡，形成了所謂的內在小孩，小時候曾被掌摑，長大後遇到手靠近自己的臉時就會本能地閃躲，這就是舊有經歷未能適時處理後的情況。除此之外，還有因此而產生的信念問題，這些可以是複雜的、多向性的、因人而異的。筆者在此列舉一個常被掌摑的小朋友可能會出現的負面信念：

▼　我不被愛

▼　我不被接受

- 我不值得被善待
- 我不可以擁有自己的意見或喜好
- 對別人的要求，我只能說是
- 我不能哭
- 別人的不快都是我的責任
- 我被打是正常的
- 我不應該得到喜悅
- 人生是充滿苦痛的
- 我要努力才得到愛
- 我要努力才有價值

可能還有更多其他的……

這些負面信念就在每一次的創傷經歷後漸漸衍生，並隨著類似事件的重演而越來越根深蒂固，再演變成重複上演的負面模式或舊劇本（參閱第六章），影響著我們情緒以至身體層面的健康。

以能量角度來看，負面的信念也是一種頻率，它依附在心智體，時刻影響著情緒體，以至身體。根據吸引力法則，只要信念改變了，身邊的人事物也會跟著改變，例如不再吸引不善待你的朋友。要改變信念，就要拔除在潛意識裡隱藏的根源信念或是相關的頻率波動，便可帶來身心靈上的療癒。無論是在心智層面還是在情感處理，能量療法都可以療癒，進而促使這種改變發生。

肯定語是從思想層面切入去作處理，以正面積極的短語帶來正向改變。強烈的肯定語透過潛意識為媒介，引導思想和身

體上作出反應。肯定語的使用，加強了我們對自己的正面認知，促進我們的自我認同，強化良好有益的信念。肯定語也能讓我們更開放地去接納與自己既有信念相抵觸的觀念、思想及事物，促使意識的轉變。有研究指出，有使用肯定語的吸煙者，對煙盒上的圖片警告的抗拒較少，並表示有意改變其行為。持之以恒地練習使用肯定語，絕對能有效改變障礙性的、負面的信念。想要徹底改變，需要持續的、每日多次的練習。進行肯定語一般非常簡單，所要做的就是選擇一個積極正面的短語，並自己複述，有的會配合時間、冥想等等。更加強大的肯定語不僅可傳遞給潛意識，而且也可傳遞給超意識。

　　以前述例子重寫肯定語：

- ▼ 我被愛著
- ▼ 我被接受
- ▼ 我值得被善待
- ▼ 我可以擁有自己的意見或喜好
- ▼ 我能拒絕別人的要求並感到自在
- ▼ 我容許自己哭
- ▼ 別人的不快與我無關
- ▼ 我值得被好好照顧
- ▼ 我值得擁有喜悅
- ▼ 人生是充滿喜悅的
- ▼ 我很輕易得到愛
- ▼ 我本質就是有價值的
- ▼ 可能還有更多其他的……

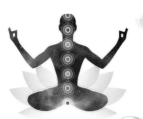

8-3

恍神狀態

　　我們需要先了解意識與潛意識的關係。有關意識與潛意識的討論及理論有不少，較為人熟知的應是「冰山理論」。一座冰山有兩部分，一個是露出水面的部分，一個是沉沒在水下的部分。「意識」就像是我們能看見的露出水面的部分，占了整個冰山的百分之十左右，另外的百分之九十則沉在水下，看不見卻又確實存在，這個部分被視為是「潛意識」。也就是說，日常我們所接觸的一切事物只有十分之一是我們有意識察覺到的，另外的十分之九都沒有意識察覺，這解釋了為何催眠能讓人尋找失物。

　　意識是很有局限性的，是我們對事物的即時性認知。意識有能力進行分析、判斷，但又同時限制了我們，告訴我們什麼是可能的、什麼是不可能的，成為了制約或枷鎖。潛意識是我們所有人生經歷的資料庫，包括了過往的成長經歷與一切體驗、學習、與外界互動的方式以及自主的功能。潛意識對人生各種各樣的體驗有象徵性的詮釋，是我們價值觀、人生觀等的基石。我們的信念都儲存在潛意識的區域，這就像是電腦裡的一個個運作程序，決定了我們的反應迴路。一些負面的或是帶制約性的信念，就像是病毒程序或電腦漏洞，會引發異常的反應，阻礙我們正常運作。

要處理或改變這些負面信念，我們需要穿越批判思維的制約。批判思維是意識與潛意識之間的疆界。在我們幼兒及兒童時期是沒有批判思維存在的，所以幼兒及兒童的思維很開放、易於接受新事物，直到九至十三歲時，批判思維才慢慢形成。這時，潛意識已儲存了過去若干年的經驗，並開始根據過去所發生的事情對未來進行預測。批判思維會藉此對新的資訊進行評估，與過去的經驗互相比較，如果新的資訊與過往的經驗不盡相符，批判思維會拒絕接納新的資訊。這是一種保護機制，使我們不會輕易相信一切所看到和聽到的。如果沒有了批判思維，我們會相信所有的廣告或資訊，並全盤接受所有被告知的、浮於表面的內容，而不會獨立思考或分析。因此，批判思維是非常重要的，它使我們能夠獨立思考，具備辨識能力，並形成自己的信念和見解。

當我們需要改變負面信念或解除制約性模式時，批判思維就成為了絆腳石。你知道為什麼在兒童時期曾受到虐待的人，哪怕成年了也常被欺凌？為什麼沒有自信的人，會對被稱讚感到不自在？為什麼靠意志力戒煙或減肥很難成功？原因就在批判思維上。縱使有時意識會試圖以其意志去引導潛意識作出改變，但是這只有在意識和潛意識同步的情況下才會成功。這就是為什麼僅憑意志力難以改變習慣或信念的原因。要改變一個問題習慣，意味著要改變潛意識裡的程序。為此，我們需要暫時開放批判思維，才可允許輸入新數據，這時就要靠進入恍神狀態了。

恍神狀態（Trance state），亦即催眠狀態，又叫冥想狀態、精神變異狀態（Altered state）等等。在日常生活中，我們的腦

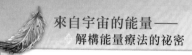

波在 β 狀態，當我們放鬆下來時，我們的腦波會減慢至 α 狀態，這是進入潛意識的門檻。當我們更深層地放鬆時，就會進入 θ 狀態，這就是所謂的恍神狀態。在這個狀態裡，批判思維短暫停止運作，潛意識之門打開，這時就可以接觸到潛意識，我們會更容易地接受各類不同的新訊息。這個狀態雖然又叫作催眠狀態，但不等同於睡眠，而是一種特殊的意識狀態，在這狀態下人對各種刺激是能作出反應的，也會對他人的言語或建議具有極高的反應性，是一種高度接受資訊的狀態。催眠只是引導個案進入這個狀態的方式，如對催眠有興趣，可留意筆者的催眠工作坊及催眠師課程。

腦波	頻率	狀態
γ Gamma 伽瑪	30～100Hz	體驗幸福、恩典、感到希望
β Beta 貝塔	13～30Hz	完全清醒、正常的意識狀態、警惕、邏輯
α Alpha 阿爾法	8～12Hz	放鬆、平靜、清明、放空、創意、想像力、心靈警惕、深度放鬆、淺層的出神
θ Theta 塞塔	4～7Hz	深度放鬆、冥想靜坐、意像、發夢、深層的恍神、平靜
δ Delta 德爾塔	0.5～3Hz	深度無夢的睡眠

　　當一個人的意識接收了超出他們處理能力範圍的大量數據，就會造成負荷而產生超載，這時，批判性思維就會暫時開放，使人進入精神變異狀態或恍神狀態。而這個狀態又會在進入睡眠前自然地發生。

　　誘發恍神狀態的方法包括：

- 使腦部產生化學變化及平衡的物品／藥物，包括消遣性藥物、用於靈性習俗的藥物（例如夏威夷的卡瓦）或是醫療藥物（例如嗎啡或安眠藥）
- 突然的驚嚇，例如車禍（在催眠中，這被稱為「驚訝導入法」Shock induction）
- 睡眠不足
- 慢性痛楚
- 情感受創
- 能量療法
- 身體按摩
- 美容療程
- 使人進入恍神狀態的儀式
- 通靈
- 催眠，透過語音引導，促使人們的意識產生超載
- 漸進式放鬆法，有些人會對這種方法產生抗拒
- 打鼓及吟唱，通常是薩滿工作的一部分
- 舞蹈
- 創造性觀想及冥想
- 某些特定的聲音頻率，例如 110 或 111 赫茲
- 環境催眠

▼ 閃爍的燈光

▼ 刻板的聲調

　　雖然一般人較常留意到刻意引導進入恍神狀態的方法，但是環境催眠也是很常見的，只是通常被忽略了。這是一個人從環境中接收到的數據已超出了他的處理能力時，也會讓他意識超載，使他進入恍神狀態，這類例子包括：

▼ 發生車禍等事故

▼ 重複單調的工作

▼ 聖誕購物

▼ 處於情感受創的環境中

▼ 處於混亂的場所

▼ 某些娛樂場所內

　　要知道個案是否在恍神狀態，可留意其外在及內在的特徵，包括：

▼ 眼睛閉著，或緩慢的眨眼、眼皮的顫動

▼ 呼吸的改變（通常變得緩慢深沉）

▼ 動作變少、變慢

▼ 表面肌肉變得扁平

▼ 淚液增加（眼睛溼潤或有淚）

▼ 無意識地抽搐

▼ 吞嚥口水

▼ 吞嚥較為吃力

▼ 似睡似醒的表現

- 身體不太能動彈（僵直）
- 眼睛直視、散焦
- 快速動眼期和顫動的眼瞼（如果眼睛是閉上的）
- 眼睛接近閉上，而眼球向上浮游或滾動
- 空洞的目光或目光呆滯（如果眼睛是睜開的）
- 體溫變化
- 聲音變化，例如說話不清晰或說話速度較慢
- 平衡或協調方面的變化
- 表現得如在夢中、健忘、心不在焉及虛浮（離地）

　　有些人單純的在恍神狀態中，就可以感受到良好的變化。例如，如果是壓力過大，放鬆已可帶來舒緩。需要留意的是，當個案處於恍神狀態時，是十分容易接受建議或暗示的，外界的一切資訊都很容易越過批判意識的疆界進入到他的潛意識裡，成為潛意識的「種子」。療癒師的一言一行，對個案均會有深切的影響。

　　療癒師必需要認知到個案有可能進入恍神狀態，避免在過程中使用負面字句。如果療癒師能在個案處於恍神狀態時給予正面的建議，可為個案帶來更正面的變化。身心靈療癒師、祭司及薩滿行者等人的工作，都是為了使個案得到良好改變，而恍神狀態通常都是這些過程的重要部分。

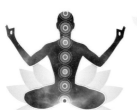

8-4
恍神狀態、肯定語
與能量療法

　　在能量療癒的過程中，個案會因為深度的放鬆，然後進入或深或淺的恍神狀態，這是必然會出現的效果。可惜，並不是每種療法都會在教學時提及這一情況，更遑論每位療癒師都會留意到有這個情況了。在這裡強調一下，無論療癒師有否受過正規的催眠訓練，都應記得，個案在能量療癒中是會進入恍神狀態的，所以要時刻警覺，並注意自己的一言一行對個案帶來的影響，否則，你的一句話或一個行為動作，都可能讓個案陷入另一個負面劇本中。比方說，不要隨便離開你的個案。在過程中療癒師離開似乎是很常見的事，物理治療、針灸時，治療師也會在弄好一切後離開，這看似是一個尋常行為，所以沒有太多人深入思考有何不妥，甚至有催眠導師認為，個案在過程中會失去時間感，所以，離開去用餐或叫外送也沒什麼不妥。

　　這是真的嗎？的確，恍神狀態下的個案是失去了時間感，但這不是可以隨便離開個案的理由。覺得沒什麼大不了？那個案的創傷、內在小孩、原生家庭等一切，有哪一件不是成年人認為大不了的事？試想像一下在你小時候照顧你的人或是理應陪著你的人如父母、長輩、老師等，一聲不響地離開你身邊，你突然發覺身邊沒了人時，你有何感受？有什麼反應？會不會感到徬徨、孤單？是否認為自己不重要？感到被遺棄？不值得

被陪伴？或其他？對成年人來說，身邊的朋友夥伴突然離開一下，可能是沒什麼大不了的，但對於進入恍神狀態的人來說，這很有所謂！況且也要考慮個案的好轉反應，萬一個案出現劇烈反應而療癒師不在旁邊，後果不堪設想。這個情況其他療法如水晶療法之類的也需要注意。因為筆者有過類似的經驗，深感這個問題的嚴重性。有一次參與工作坊時，在練習過程中出現了強烈痛感，但導師在看見學生設置完後就先離開，其他學生也陸續跟著離開，筆者那一剎那真的叫天天不應、叫地地不靈，唯有祈禱有人趕快回來。

　　身處恍神狀態裡，沒有了批判意識的阻隔，我們對周遭發生的一切很可能都會全盤接受，就如同一個小孩一般，特別是對那些曾有類似感受的個案，他們得不到父母關注、感到被遺棄、潛意識裡覺得自己不重要、沒價值等等，此時「連療癒師都離開我」，這感覺將有多難受！？縱使個案未必會在意識層面覺知到，但這是會留在潛意識的印記，甚至會讓個案再一次受到創傷。所以請不要在過程中離開你的個案，哪怕是一小會兒。如真的有急迫的生理需求，記得向你的個案解釋，得到他的理解後再離開。現在，你們能體會到事前的準備有多重要了嗎？在個案與個案之間預留時間，先解決上洗手間、吃東西、休息等需求，好讓自己能在過程中全程投入，集中精神在療癒個案，這也是對個案的一種尊重。

　　除了集中精神在個案上，療癒師也要使用合適的語氣和聲線，避免使用負面語句，並留意自己的意念，意念的能量是可同時植入個案的潛意識的，這也是在告訴我們，不要離開個案，因為你的離開，潛台詞可以解讀成你有事比個案更重要，

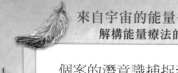

個案的潛意識捕捉到你這個念頭的頻率，不就會讓個案認為他「不重要」嗎？所以，請全神貫注在處理個案上。言談用字也要避免使用否定信息，與其說「不要緊張」，不如說「放鬆心情」。原因很簡單，我們來做個測試，你聽到我跟你說：「不要想著你面前有個檸檬」、「不要去想那個很香的檸檬味」、「千萬不要去想在你面前有很香的檸檬」，這時請問你的腦海裡會浮現什麼畫面？你的唾液分泌多了還是少了？如果你有真的接收我的指示，你的腦海應該會浮現出檸檬的影像，如果你不是視覺系的，你的唾液分泌也會告訴你答案。跟個案說「不要」去做某件事，其實是潛移默化地讓個案去聯想這件「不要」做的事，效果將因此大打折扣，所以請使用正面的、想達到的狀態的字眼。

如果療癒師可以在個案恍神狀態時，更進一步地給予對個案有助益的建議，將帶來更大的療癒效果。療癒師可以隨著自己的直覺設定建議，也可以在了解個案情況後讓個案共同參與討論。經由個案本人的參與，有兩種好處：一來可以確定這個建議對個案是需要的、有助益的；二來是個案會有參與感，這個「選擇」是自己作主的，不是別人強加的。俗話說得好，「汝之蜜糖，彼之砒霜」，給予建議時，要站在對方立場去思考，避免強加自己的主觀意見，並請留意反移情作用，這將會在第十二章〈療癒師的課題與倫理〉中詳細闡述。

可想而知，如在使用能量療法時能善加利用恍神狀態，將可為個案帶來更大的益處。縱使有些能量療法不會提及恍神狀態，但近幾年來，有些療癒方法經過重新審視，在自己體系內加入了前些章節提及的內容外，也加入了肯定語。療癒師在傳

送能量時，不斷誦讀一些已預設好的肯定語。這些方式早已在一些流傳久遠的療癒文化中被運用至今。早在千百年前，除了能量療法，北美印第安民族已懂得利用恍神狀態作療癒，把能量療癒與恍神狀態（催眠治療）融合進療癒過程中，引導個案尋找洞見或啟發，或是引導個案放下糾結與執著。薩滿式療法絕對可有效協助個案達到身心靈的整體療癒，帶來更大的助益。

　　簡單總結一下，當個案處於恍神狀態時，療癒師需要注意的事項：

▼　集中注意於個案上

▼　使用正面言詞

▼　站在個案立場給予對個案有幫助的建議

▼　使用肯定語

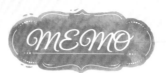

第九章

結束過程

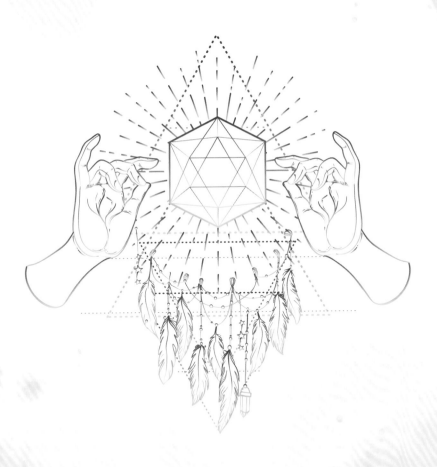

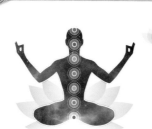

9-1

結束療程的細節

在經過一輪的能量調整過程，把不需要的負能量釋放、補給了適合的能量、並平衡氣場整體能量後，也差不多到了要結束過程的時候。或許有些能量療法課程不一定會提，但作為療癒師還是需要知道該如何圓滿地結束一節療癒過程，筆者認為這也是很重要的一環，而且當中也有需要注意的細節，這關乎到整個療程的安全及效果，以及療癒師自己的狀態等等。最重要的一點，就是讓整個療癒過程順暢完成。

成為療癒師後，在處理個案時，總不能再像上課練習完了後跟對手說：「我完成了，換你了。」對吧。不少工作坊或課程都將教學重點放在了技巧上，不知不覺間有些東西就忽略了，然而導師沒有說的不等同不需要。第四章提過，簡單說明讓個案放鬆、閉上眼睛等這些指示都是上課時你與練習對手很清楚明白的，除非他沒有在聆聽上課內容。遇上主動積極的，他可能已自行躺下，預備好自己，等著你按照步驟去替他進行能量處理。練習完成後，你的練習對手也會基於這是一個練習而有不同於個案的反應，例如自行張開眼、離開治療床或治療位置、分享感受等等，你理所當然覺得這很正常，不過真實個案就不一定如此了，你可能會不知所措，不知該如何喚醒進入睡眠狀態的個案？是拍一下他肩膊嗎？有些人被人從後方突然

地拍了一下肩膊，是會被嚇到的，這樣你還會在個案沒預備下突然拍一下他的肩膊嗎？除非你的個案非常清楚整個能量療法的流程，否則，你不能預期他會如同你的練習對手一樣，事事主動，你要把你接待的個案都當作第一次接觸能量療法，等著你一一去給予指引。

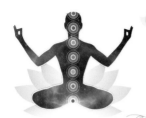

9-2

覆檢個案狀態
及能量場

　　在正式結束前，有的療癒師會再次掃描個案的能量狀態，藉此知道個案對療法的反應，以評估個案需要的療癒節數及時間，甚至後續在手法運用上的調整。無論使用的是哪一種療法，療癒師都要記得一件事，即每一個人都是獨一無二的個體，哪怕在表面上呈現出來的情況很相似，對能量或療法的反應都會不一樣，以致於療癒結果也會不相同。為了知道結果如何，過程結束前，就需要重新掃描並評估個案狀態，這可給予我們更多的資訊。重新評估還有另一個好處，有時候會出現一種情況，負能量團會由一個位置轉移到另一位置，此時重複檢視個案狀態有助及早發現這種狀況並加以處理。

　　這些評估讓我們更了解個案情況，也可鍛練療癒師的洞察力。在療癒過程中，你做了多少工作？個案的進展有如預期嗎？有出現能量過多的情況嗎？還有什麼要注意的嗎？怎樣做可以更好？這個評估也可成為一個參考值。當個案再次來進行療癒時，一開始的狀態是怎樣的？上一次結束療程後又是怎樣的狀態？兩者又有哪裡不同？為什麼會出現這個變化？個案從哪裡流失了能量？為什麼這麼快又再出現堵塞？是日常習慣的影響嗎？有什麼人事物影響著個案的能量狀態？這些都是值得去思考的，也有助於有效解決個案的問題。

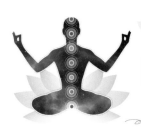

9-3
關上並梳理個案氣場

　　第四章提到，有些能量療法系統會透過一些簡單手法開啟個案氣場，以方便療癒師更容易探知個案狀態及進行能量調整，也就是說，結束時也需要關閉氣場。哪怕沒有刻意去開啟氣場，也需要留意，個案在進行能量療癒後，氣場會相對於日常而言較為開放，所以是有必要去關閉氣場的。我們可以運用能量，以順時針方向在氣場上、由外至中心，並根據脈輪位置，以螺旋軌跡關閉氣場（參考圖11）。除了這個方式，透過以特定頻率的能量包圍個案氣場，就像是在個案氣場上掃上一層保護光油般，也能起到保護氣場的作用。

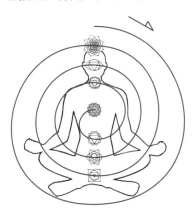

▲圖 11　氣場關閉方向示意圖

　　關閉氣場有幾點重要性。首先，可以把剛傳送進入個案氣場內的能量更好的封存，以便個案慢慢吸收消化，亦不用擔心能量會外洩；其次，也可以保護個案在離開之後，經過多人繁雜的地方時，不易被外界的混亂能量所影響。因為人多繁雜的地方聚集了每個人的煩惱、不快、生活壓力等能量，一般都不太良好。甚至有人認為，讓氣場保持在開放狀態是會帶來危害的。讓個案的氣場關上，可使個案與周圍環境之間豎立起一道保護牆，不會胡亂接收從周圍人事物而來的能量。

　　筆者遇到不少學生及個案都有長期處於氣場過度開啟的狀態，他們一般都是感受性強、易於接納別人、具同理心的一群人，筆者通常稱呼他們為敏感寶寶。敏感寶寶們因為氣場開放，長期處於感覺靈敏的狀態，拿聲音來比喻的話，常人只能聽到五米內的聲音，而敏感寶寶能聽到的範圍達十米；常人聽不到的音頻，敏感寶寶能聽到；對常人來說適合的音量，對敏感寶寶是困擾；在公共交通工具上，有十個乘客就像有十台收音機同時播送同時在向敏感寶寶大聲廣播一樣……如你是這類的敏感體質，應該會很有共鳴吧!?如你是常人，試著找十台收音機圍著自己播放，把音量調至最大，什麼？你說筆者瘋了？瘋子才會這樣做？不！敏感寶寶就常身處在這種情況中，反應大的、嚴重的會被醫生診斷為驚恐症發作，可惜醫生只能讓他們一輩子用藥控制。有些人因而轉而跑來向筆者求助，筆者從能量角度切入處理，經由療癒及學習去控制及關上自己的脈輪及能量場，這些敏感寶寶已能減少用藥，有些人甚至停止用藥了。

　　所以，為個案關上氣場是很重要的一項工作，否則，不單

會前功盡棄，甚至還會帶來反效果。

　　另一方面，關上氣場可以協助療癒師切斷與個案之間的能量連繫，避免療癒師因能量持續輸出而出現過勞情況，因為即便個案離開了工作室，能量依然會透過這個連繫流動傳入個案，造成療癒師不斷流失能量而過度疲勞。即使是靈氣療法，用的是宇宙能量，療癒師擔任的能量媒介，就像一條金屬水管，流動的水（能量）來自其他地方，經由水管傳入個案，使用久了管道也會損耗、金屬疲勞。遇到個案能量需求極大時，需要消耗不少能量，當療癒師自己能量的流出大過進入時，也會讓自己吃不消。所以，切斷與個案之間的能量連繫也是療癒師的工作。

　　在關上個案氣場後，有的療癒師會用手以五指梳狀，由頭至腳、由中心至外側的方向梳理個案氣場（參考圖 12）。這樣可確保過程中，一切由體內深處浮現至表面的負能量都被清除，也可把過剩的能量傳送給大地，達到能量平衡、撫順氣場的效果，也有助於讓個案接地扎根。要比喻的話，就像是替愛貓抓完跳蚤後，再把皮毛梳理撫順一番。在這過程中，也可按個別情況配合使用鼠尾草煙燻、在雙手抹上香薰精油又或以水晶柱進行。

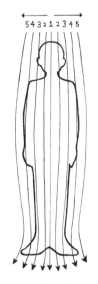

▲圖 12　以五指梳理氣場方向示意圖

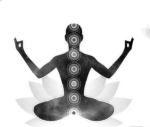

9-4

感謝及結束禱告

把個案的氣場關上並梳理後，整個療程就算結束了嗎？就能讓個案離開了嗎？療癒師還有沒有什麼要進行的工作呢？記得第四章在預備時的祈禱詞嗎？完成了過程之後，當然就要向萬有或高靈神明表示感恩與感謝，感謝療癒的能量本源，讓療癒能量繼續支持並協助個案調整狀態；感謝能導引這個療癒的能量；感謝高靈協助進行這個過程；感謝個案的指導靈及高我協助個案得到療癒等等。感謝詞可參考下面的結束祈禱。

同樣的，這個感謝文可以替換成療癒師或個案所熟悉的用詞及所信仰的高靈神明等等。當完成感謝文後，先靜待幾分鐘，讓這個帶著恩典、療癒的光與愛的能量，可繼續圓滿地流入個案氣場內，被個案吸收、消化。

結束祈禱

偉大的靈、神聖奧祕

各位祖靈、各位指導靈

○○○（個案的名字）的指導靈、高我

讓我送上感恩

感謝您們到來協助並帶領剛才的療癒過程

讓○○○（個案的名字）繼續這個療癒之旅

讓他在未來的幾天裡
得到力量、得到支持
讓他能完成整個療癒
讓他的傷痛得以復元
讓療癒完整發生
AHO

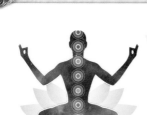

9-5
喚醒個案及
確定個案狀態

　　如果你是發出聲音作感謝禱告，而不是默念的話，你的個案如無意外應已初步醒來。如果個案仍在熟睡，也無須感到意外，都市人常睡眠不足，進行能量療法的時間很適合用來補眠呢。當然還是要提醒各位療癒師，個案是有潛意識覺知的，所以即便個案熟睡了，療癒師也不能偷懶，要繼續全神貫注哦。

　　遇到整個能量療法完成了、個案卻仍在睡眠狀態的話，有什麼方法可讓他醒來而又不會讓他受到驚嚇呢？有不少療癒師會選擇使用鈴聲喚醒個案，常見用來製造這個鈴聲的有銅缽、鈴鈸、水晶缽、音叉等。這些鈴聲可以柔和地喚醒個案，也會產生出一個振頻，這個振頻除了象徵著療癒過程即將完結，也可以引發更深層的自我覺察。在鈴聲響起後，讓個案慢慢地清醒過來，在這一小段時間裡，個案或許會回味在過程中的經歷，又或許從恍神中慢慢地回來。

　　這個時候個案雖看似清醒，但也可能仍會恍恍忽忽的，療癒師需要確保個案在精神穩定的狀態下離開工作室。能量療法除了可讓個案進入恍神狀態，也有可能會出現劇烈的好轉反應，讓個案在精神或情緒未完全回復或過於波動的狀態下離開並非明智之舉，一個不留神，出了意外怎麼辦？哪怕是上錯巴士也不好吧。給予個案一杯常溫的水、一些茶點小吃，可以幫

助個案更穩定接地扎根。如個案是傾向留在恍神狀態的，也可在關上氣場後，把能量注入腿部，將有助扎根落實。當個案醒來後，先讓個案坐在治療床上一會兒，確定個案沒有暈眩再讓他下床走動。

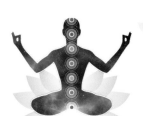

9-6
解答個案問題與
過程結束後的建議

　　過程結束後，個案可能會有疑問或是想療癒師「點評」一下，這時候個案才剛從療癒過程中清醒，腦波仍在低頻（<8Hz）狀態，即與恍神狀態相若，很容易接受建議及暗示，無論你說什麼或做什麼，都會對他們產生深遠的影響。所以，這時療癒師也不能疏忽鬆懈，要使用適當的語調、正面的語言，避免負面（例如「不」字）與批評的話語。更不要對他們說「你能量很差」這句話。其實，不只是對個案，即便是對著練習的同學也是要謹慎的，因為即使是練習中，能量療法所帶來的放鬆及進入恍神狀態的這些效果也是存在的。筆者就曾聽聞過不少這種情況，甚至目睹有導師也這樣對學生說。不論是不是開玩笑，也應注意場合吧！雖這也不能怪導師沒提醒或沒注意，畢竟不是每位身心靈導師都有醫學、心理學或催眠學相關的訓練的，但是，我們不經意的一句話，卻在往後的幾年中間歇性地如標籤效應一般讓人陷入「我的能量很差」的模式中，怎麼想影響都很不好呢。所以說，與其跟個案說：「你的能量很差」，不如說：「有很大的調整空間」。

　　注意完措詞後，療癒師就要準備回答個案可能遇到的所有問題。但是，也要明白一個道理，就是某些問題是不會有明確答案的，不要讓個案抱有虛假希望。能量療法並非萬能，無法

醫百病或讓人起死回生（可參考第十一章的〈能量療法的迷思〉），因此療癒師必須能夠自在地作出非個案期望的回應。療癒師需要謹慎，不要承諾百分之百的改善或治癒率。誠實守信，在誠信中生活，對能量工作者至關重要。雖然無法盡如人意，但療癒師可以透過其他方式為個案帶來效益。透過你的專注、肯定、溫暖，已可讓個案得到支持。

　　過程結束後，療癒師可適度給予個案建議或一些「功課」，使個案能得到最大的效益，如每天繼續使用肯定句、調整飲食與生活習慣等等。有些感應靈敏或有靈媒天賦的療癒師在過程中會接收到一些來自指導靈或是來自個案高我的訊息，這些訊息內容一般都與個案的療癒有關，一旦出現這個情況，療癒師可適當地轉告給個案。轉告訊息時，最好讓個案清楚知道，哪些是原本的訊息內容，哪些部分是你推論、分析或添加的。畢竟同一組訊息，不同的人也可以有不同的解讀。要例子的話，筆者隨便在網絡上搜索了一下，看見這麼一句：「我想我是時候和你再見了」，這個再見就讓筆者想到兩種解釋。還有一個是在地鐵裡聽到的：「我已經到了，你快出來往地鐵站走。如果你到了，我還沒到，你就等著吧。如果我到了，你還沒到，你就等著吧。」這裡出現兩次「等著吧」，但意思卻不同，你發現到了嗎？所以，在傳達訊息時，先不要添加自己的理解，因為你未必會比個案本人更清楚有沒有前因哦。也不要為迎合個案的好奇心或對神祕事物的好奇而捏造訊息。一般來說，來自高靈或指導靈的訊息，不會有「只有這個方法／這位療癒師才能幫到你」，也不會有恐嚇性如「你不這樣做，就會……」。如想更了解關於高靈訊息的部分，可參考筆者的靈通訓練、尋

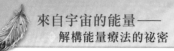

找指導靈或能量防衛等課程。

　　最後，在個案離開前，建議個案在二十四小時內多飲水及休息，以便身體進行新陳代謝；提醒個案小心走路及注意交通安全，並請求高靈讓個案安全回家。

第十章

能量衛生：淨化及清理能量

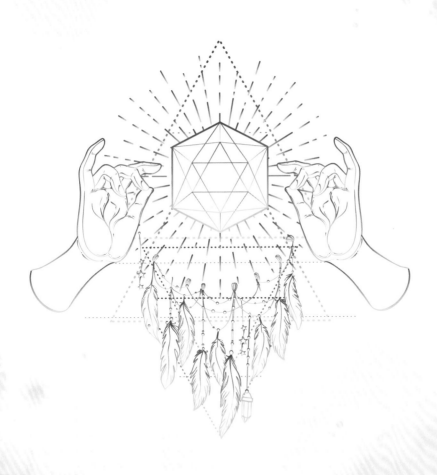

The Ultimate Guide to Energy Healing

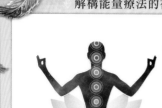

10-1

什麼是能量衛生？

「交叉感染」這四個字，在經歷全球疫情後，相信大家都不陌生。筆者在醫院工作時，很堅持接待下一位病人前必定要更換床單，哪怕病人只躺了幾分鐘，也會有肉眼看不見的病菌或髒污，所以必定更換，為此初期還聽到被議論說床單消耗太多，病房小被服倉的供應都跟不上了，筆者也只能在心裡乾笑了！細菌病毒肉眼是看不見的，負能量也是哦。

第四章簡略提到能量衛生的概念，這是一種衛生習慣及意識，就像床單也是需要定期更換的。筆者對衛生的堅持仍然不變，在個案與個案之間，必然更換乾淨的床單。當然，能量上的清理也是常規程序之一。每位個案在能量療癒的過程中排放出負面能量是必然且正常的現象，而這些能量是會遺留累積的，所以在個案與個案之間也需要處理一下空間能量，以免下一位個案被這些殘留的負能量所污染。有些對能量較為靈敏或敏感的個案，甚至可能因此出現像是頭痛等的身體反應。

話說大家應該都有過在巴士或地鐵上，坐在別人剛離開、還留有餘溫的座位上時的那種經驗嗎？小時候家中長輩都會說，不要坐在別人剛離開、還溫熱的椅子上，說是會長痔瘡的。會不會長痔瘡筆者不敢斷言，但沾染別人的能量是有可能的，因為他的能量殘留在椅子上，就好比塵埃，你坐上去了，

也就沾上了。而如果剛巧那個人患有痔瘡，你也會因此沾上痔瘡的能量，因這樣而長痔瘡也不是沒可能發生的事情。

由此可知，能量衛生是一個很重要的項目，就如同對抗看不見的細菌和病毒，負能量也同樣看不見，也同樣需要我們慎重處理。除了接待個案的房間，療癒師個人能量衛生也需留心。如幫你看診的是一位蓬頭垢面的醫生，你對他有信心嗎？保持個人衛生是一種專業表現，保持個人能量衛生也是，這讓我們避免因「能量污染」干擾到自己或其他個案。同時，也要留意日常的能量衛生，正如病毒不是只存在於醫院裡或病人身上一樣，在我們生活周遭，必然存在著未處理的情緒或負能量，有我們自己的也有其他人的，這些可能源自能量清理時所釋放出來的，又或者是一些能量吸血鬼造成的「能量廣播」，若不加以處理，這些能量都會滯留在我們日常出入的環境裡，嚴重的還會形成意念體，或是所謂的「怨靈」。

以下這些時候，都需要進行能量衛生處理：

▼ 養成每天洗澡的習慣

▼ 房間居所的常規或例行清理

▼ 處理個案前後的個人及空間清理

▼ 接觸能量較弱或負面的人後

▼ 進入能量駁雜或能量受污染的環境後

那足不出戶是不是就不用清理呢？哪怕你完全不與人交流，你自己也會有新陳代謝，人生在世，你活的這些年裡總有潛藏的、未處理的事項。你每天的能量場都是活躍的，也就會有負能量排出。清理負能量，應該要像洗澡般成為我們每日的流程之一。

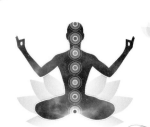

10-2
方法的重要

　　有關於負能量對人體的影響，及如何協助個案釋放及清理負能量，在第六章已闡述，這裡就不再多作說明了。我們要探討的，是如何保持個人及空間的能量衛生。

　　較常被提及、可以用來清理負能量的物品包含水晶、鼠尾草、精油、植物等等，但要怎樣使用才能發揮最大的功效呢？有什麼需要注意的地方？怎樣才能方便日常使用？如何融入日常生活中？就如打掃家居，不會真的等每年一次的大掃除吧！？能量上也是，除了一年一次的大掃除，日常的清理打掃也是需要的。我們的身體及能量系統無時無刻都在運作著，就如排泄一般，負能量也是每時每刻都在產生，定期清理就顯得理所當然了，有些人可能數小時就需要去一次洗手間，有的人一天才幾次；有的人早晚洗澡，有的民族一生才洗澡三次。所以，不要問筆者你需要多久洗一次澡了，就照你的平常習慣去做吧，當然也別忘了前一節列舉的幾種需要注意能量衛生的情況。

　　清理淨化負能量的方法有不少，大家可多方比較後再選擇適合自己的方式。由於負能量肉眼是看不見的，有些人擔心即便做過清理，也無法確認是否真的淨化乾淨了，因此一而再地進行淨化工序。清理負能量，不是「做了」就好了，要「完成」了才算完成。筆者早先曾把工作室租借予圈中朋友舉辦工

作坊，某次活動結束後，助手在離開前才突然想起要處理一下工作坊內殘留的負能量，在門口處側轉身子，朝內胡亂畫了個臼井靈氣能量符號就跟筆者說清理了……在筆者看來，就像拿個拖把胡亂抹兩下，就說把一百多坪大的地板抹乾淨，或是拿個小噴壺朝空中隨意噴兩下消毒酒精，就說整個房間已消毒了……再不濟也拿個大一點、闊一點的拖把，或是作業用的巨形霧化器吧！（圖 13）

　　說是這麼說，能量上的大拖把有那麼輕易拿出來的嗎？筆者其實本來也沒期望對方清理，他們離開就算是幫忙了，清理工作還是留著筆者自個兒來比較實在（同樣作為身心靈導師的筆者當下不跟那個助手反應，是因為他的老師在場，看似也沒有意見，筆者也就不越俎代庖了）。細菌病毒用專業儀器可看見，負能量也可用感應或靈性覺知察覺到。進行能量處理後，需要覆檢個案狀態，在進行清理工作後，也要重新檢視一下，確保清理工作是真的完成了。這才是認真、負責任的態度。

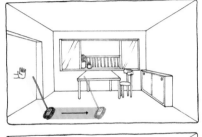

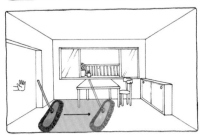

▲圖 13　能量清理示意圖

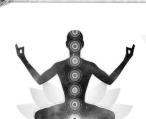

10-3

個人能量清理

能量清理有分個人的清理與空間的清理，本節在介紹幾種清理個人能量的方法。有些方法適合日常或在個案與個案之間使用，有些就像是過年前的大掃除，大家可按各自需要去選擇方便自己的、適合的使用。

10-3-1 乾浴

這是源自臼井靈氣的清理方法，可協助療癒師快速簡單地清理身體及雙手氣場。在進行時，坐或站皆可，步驟如下：

1. 雙手合十，集中意念在淨化氣場
2. 右手放在左肩上，向右腰部斜斜掃下
3. 然後左手放在右肩上，向左腰部斜斜掃下
4. 再右手從左肩向右腰部掃下
5. 右手從左肩，向左手腕與指尖快速掃下
6. 左手從右肩，向右手腕與指尖快速掃下
7. 最後，再一次右手向左手腕與指尖快速掃下

▲影片連結

10-3-2 四體呼吸法

　　這個方法熟練後，每次只需要數分鐘就能完成，是筆者常鼓勵學生使用的一種方法。除了能清理個人能量場外，也讓我們更了解自己的能量狀態，在發生預期外的變化時也能更容易察覺到。就像是一個注重儀表的人，會比不注重儀表的人更容易察覺到自己是否稍微瘦了或胖了。第一章有提過，人體能量系統有四個能量體，每個能量體都有各自獨特的能量特質及疆界。清理四體、調整四體的疆界，可有助我們不被周圍人事物的能量干擾。

　　身體就是我們肉身的能量型態。乙太體（靈魂體）是我們身體的藍圖，與身體的形狀基本上相同，厚度伸至皮膚上大約二至三根手指粗的位置，大家可想像自己像是穿上了一件厚厚的潛水衣。情緒體是橢圓形的，闊度是肩膊至手肘的距離，就像是一個大雞蛋包裹著我們。心智體是一圓球形，它的直徑等同我們的身高，亦即是，當我們向兩側伸直手臂時，從左手手指尖到右手手指尖的距離。

　　在進行這個呼吸法時，會逐一以意念檢視四體狀況，並可作淨化及調整。筆者建議大家先完整進行一次，然後，每天至少選擇一個能量體去掃描清理。

練習五　清理四體能量

1. 讓自己舒適地躺著或坐著，站著也是可以的。
2. 放鬆自己的呼吸，深呼吸。

我們先來處理【身體】

3. 把自己的注意力放在皮膚表面，讓自己仔細地留意皮膚上的每一個細節，包括輪廓、疤痕、毛孔等等。

4. 慢慢地吸氣，觀想把自己放入一個立體的掃描儀器裡，預備進行掃描檢查。而同時，你也是這個掃描儀，預備去觀想或想像，你能夠以立體及透視的方式，掃描／描繪你的身體。呼氣。

5. 吸氣，從你的腳趾開始掃描，你可以同時掃描雙腳或分開掃描。注意裡面一些不屬於你的、你不再需要的、負面的能量。

6. 呼氣，同時把不屬於你的、你不再需要的、負面的能量呼出。

7. 吸氣，繼續沿著身體向上掃描檢查，呼氣時呼出不需要的能量。直至到達肩膀，然後就是手臂／手、頸、臉、頭。

接著處理【乙太體】

8. 把自己的注意力放在乙太體的表面，可以去觀想自己穿著一件叫「乙太體」的潛水衣。

9. 吸氣，從腳底開始向上掃描，注意裡面一些不屬於你的、你不再需要的、負面的能量。

10. 呼氣，同時把不屬於你的、你不再需要的、負面的能量呼出。

11. 吸氣，繼續圍繞「潛水衣」內外掃描。

12. 呼氣時，呼出不需要的能量。

13. 然後到肩膀、手臂／手、頸、頭。

然後，我們來處理【情緒體】

14. 把自己的注意力放在橢圓形的情緒體。

15. 吸氣，從腳底開始，向上掃描，留意裡面一些不屬於你的、你不再需要的、負面的能量。這些能量可以在橢圓體的表

面或裡面。

16. 呼氣，同時把不屬於你的、你不再需要的、負面的能量呼出。

17. 繼續圍繞身體掃描，從腳底直至頭頂。

最後是【心智體】

18. 把自己的注意力放在圓球形的心智體。

19. 吸氣，從腳底開始，向上掃描，留意裡面一些不屬於你的、你不再需要的、負面的能量。這些能量可以在橢圓體的表面或裡面。

20. 呼氣，同時把不屬於你的、你不再需要的、負面的能量呼出。

21. 繼續圍繞身體掃描，從腳底直至頭頂。

▲影片連結

10-3-3 煙燻或熏香

　　在身心靈圈子，提到煙燻，大部分的人想到的會是來自美國印第安人的鼠尾草。然而，在中華傳統文化中，熏香的習俗也源遠流長，早在西周至戰國時期，祭祀會使用香品，在貴族生活中香品還被用於辟邪、除穢、驅蟲、醫療等，佩戴香囊、香湯沐浴等習俗也成為日常禮儀。而至漢代，已有燃燒複方香料養生祛病的記載。印度、歐洲等地也有熏香的歷史。煙燻或熏香其實是很古老的方法。

　　印第安人習慣使用鼠尾草，其實還有很多不同的植物都可被使用，效果各有不同。先說說鼠尾草，它的功效就是用來清理負能量。從科學的角度來看，是因為燃燒鼠尾草的煙帶著負離子，能沾附帶正離子的負能量，隨著煙飄走，負能量也被帶

走了。所以使用鼠尾草煙燻時，記得打開窗戶或抽風系統。

　　如果鼠尾草無法點燃或很快就熄滅，那該怎麼辦？這裡先舉個例，我們去吃炭火燒烤，火燒得旺盛，這時倒一茶匙的水想把火弄熄，你覺得會怎樣？莫說火不能弄熄，水的影子也看不見了。我們要清理的負能量就像這團燒得正旺的火，鼠尾草就是水，如果只拿一小片的鼠尾草葉子去處理，當然結局就像水反被火滅了一樣。所以，請使用足夠的鼠尾草。怎樣才足夠？就要看空間了。筆者就曾試過清理一個久未清理的房間，開始時，點燃了一支四寸的鼠尾草棒，整支完整地燒盡了。當然，這不奇怪。奇怪的是，當筆者點上第二支鼠尾草棒，當燃燒到正中最最最胖的位置時，自動地熄滅了。對！火自動地滅了！點燃到中間的時候，一般按常理來說應該很難弄熄吧!？不相信的同學不妨去點個香煙、雪茄或艾條，到正中時試著讓它熄滅看看。

　　舉這個例子就是要告訴大家，鼠尾草是有「智慧」的。負能量太多，它吃力就會罷工；一旦負能量清理完後，它也就功成身退，自動熄滅了，不用擔心會浪費。只要記得打開窗戶或抽風系統就可以了。如果要用煙燻的方式清理自己，又該怎樣做呢？比照洗澡的作法讓水洗滌身體每一寸，煙燻也一樣，讓煙圍繞過身體每一處。就這樣簡單嗎!？對，就是這樣簡單。你想要複雜的？那就這樣做吧：

🥚 方法 ❶

　　雙手撥著煙，帶向自己周圍，用以淨化個人氣場。

🪨 方法❷

捧著隔熱的小香爐，彎腰讓爐子從自己的腳部開始，一邊把煙搧向自己，一邊慢慢地直起身，小爐子就這樣跟著被提起，再慢慢提上心輪前，舉上頭頂。心裡可同時想著「讓自己的身心靈得到淨化」。

🪨 方法❸

拿著隔熱的小香爐或煙燻棒，沿身體的輪廓逆時針繞一圈。心裡可同時想著「讓自己的身心靈得到淨化」。

至於鼠尾草的選擇，也有不能不注意的地方。在第四章有提及，有朋友跟筆者說，他貪方便買了別家的鼠尾草，結果燃燒的味道很臭，跟向筆者工作室買的很不一樣……其實，那朋友「貪方便」買的鼠尾草跟筆者的是同一來源。還有人買了大陸生產的鼠尾草，燃燒起來是酸酸的氣味。所以，選擇鼠尾草，一要選產地，二要留意存放環境。簡單來說，當長白山的人參移植到香港或台灣來種植，那還是長白山的人參嗎？土壤不一樣，養分就不一樣，長出來的所含有的微量元素也就不一樣；而環境不同，能量也不同，無論是生長的環境還是儲存的環境。

在儲存方面，活生生的例子告訴筆者這是有影響的，所以選擇鼠尾草時，還是要謹慎為上，淨化不了還好，在燃燒過程中，反而把吸收了的負能量給釋放出來就不好了。有人可能會反駁說，火不是能淨化嗎？對，火是能淨化，但是要用乾淨的材料所燃燒的火。水也能淨化，但找一盆髒水去清洗碗盤，碗

盤會乾淨嗎？現在透過網絡購買鼠尾草確實方便許多，但大家還是要謹慎一點。筆者就先後嘗試了好幾個不同來源的，有大牌子的、有小莊園的，最後還是鍾情於那一大紙箱寄運來的、還要筆者親手逐一入袋包裝。為何筆者不買那些已包裝好的？當然是質素問題啊！

10-3-4 鹽的應用

鹽是很好的東西，一般的粗鹽入手方便，效果好，筆者都懷疑，大家看了這篇講解鹽的使用後，還會不會繼續用其他的方法，因為實在太好用有效了。鹽有什麼特別的呢？鹽有一個特質，就是會吸附負能量。用一般的粗鹽就好，待它吃飽了負能量扔掉也不可惜。什麼喜馬拉亞山鹽、玫瑰岩鹽的，留下來吃進肚子裡吧。

鹽水泡腳

用鹽水泡腳也是十分簡單方便的方式。在中醫的文化傳承裡，有不少是透過泡腳或藥浴來排除負能量的方法。當使用鹽水泡腳時，自然的，透過腳底的穴道或脈輪，就會把裡面的負能量吸附出來。一般使用溫鹽水已有這個效果。當然，溫度適中的暖暖鹽水也有助放鬆肌肉，打開能量管道。當腿部肌肉放鬆時，會讓能量流動更加順暢，自然能更有效地排出負能量。

至於需要泡多久時間？一般來說至少二十分鐘，這是經絡在體內循行一周的時間。當然，情況也會因人而異，例如鹽水已吸附了不少負能量，甚至是飽和了，就像是海綿吸水，吸收到一定水量就會飽和，再多的水也吸附不了，鹽吸附負能量也

是有限制的。當鹽水吸附的能量已飽和時，再泡就沒什麼意義了。能量靈敏的人甚至可能感受到水中已是滿滿的負能量。泡腳前，也可視需要放多一點的鹽，一般大約半杯的鹽就足夠了。當然也可加點泡腳用的中草藥，這個不難找，價格也便宜。

浸鹽水浴

以鹽水浸浴也是可以的，在泡澡水中加入一杯的粗鹽，一般也是泡十五至二十分鐘。要用相宜的水溫，不要把自己燙熟了。天氣較冷時，不要讓自己著涼了，這時，筆者就很想念那些恒溫浴缸。除了加入粗鹽，也可以加些香草之類的。加入鼠尾草、迷迭香，可加強淨化效果；加入玫瑰、薰衣草，可讓自己好好放鬆；加入玉桂、羅勒、百里香，可讓自己招來一身財氣。記得，香料要放進茶包袋裡再放入浴缸。網絡上那些漂亮的玫瑰花瓣浴的圖片，看著是很美好浪漫，但當它們堵塞了排水口時，你就只會得出「現實是殘酷」這樣的結論呢。

除了浸鹽浴，也有些人會簡單的在皂液上添加些許幼鹽，或是使用鹽皂，同時來個身體磨砂也不錯。但是，也有些人皮膚受不了天天磨砂的，就需要注意一下。

以生理鹽水洗鼻

在探討使用生理鹽水洗鼻之前，先說說寒氣，有一種說法，就是我們會透過打噴嚏來排出寒氣。所以，有些所謂鼻子過敏的人，或許只是體內的寒氣蜂擁而出罷了。寒氣排出，積聚在鼻子，這時一摸鼻子，冰涼冰涼的。筆者也曾有過這樣的經歷，歷時兩星期的排寒過程，鼻子像是打開了水龍頭開關，日夜不斷地在流鼻水，下班回家四十五分鐘的車程就解決了一

包紙巾……也不是生病，沒一點其他的徵狀，精神還好得不得了！有個晚上實在受不了鼻水這樣地流，讓人沒法好好入睡，因此吞了一些抗流鼻水的西藥，誰知，翌日更難受，腦袋裡脹脹的，頭很沉重，因為能量都卡在裡面了。

這種情況下，就要把負能量都釋放出來、清理掉！要盡快！這時筆者的護士魂覺醒了（說笑罷了）！是不是感冒、是不是鼻子過敏，都不重要了！洗鼻去！

洗鼻是一個很好的清理方法，通常患有鼻炎、鼻竇炎、放射療法後鼻黏膜過乾引起的不適等，都能透過洗鼻得以舒緩。或許有人會想，鼻子進水不會難受嗎!? 這是很常見的疑問。大家小時候都曾鼻子進水過，那是真的很嗆，就像是眼睛進了水也很難受、很澀眼，對吧。那滴眼藥水怎麼說？隱形眼鏡上的那些水又怎麼說呢？為什麼不會難受呢？

一般的水因為濃度不對，對眼鼻的黏膜造成刺激，所以會很難受，只要調整成適合的濃度，也就是生理鹽水的濃度，就會像是滴眼藥水般舒適。不喜歡涼涼的？那就使用溫的生理鹽水吧。

以生理鹽水洗鼻，能把鼻竇內的髒物都洗出來，同時，鹽能夠殺菌消炎。人的鼻竇內有不少的空間（圖14），鼻涕什麼的都積聚在內，日常還好，一旦生病，細菌也積聚在內開派對了，把它們沖洗出來可讓你更快痊癒；天氣乾燥時，鼻黏膜少了水分滋潤，

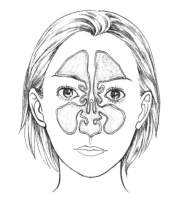

▲圖 14　鼻竇內部空間示意圖

很容易造成鼻炎，洗鼻也可有效舒緩這個情況。

　　鹽有吸附負能量的功能，用溫鹽水洗鼻時，同時能把負能量與寒氣都吸附清理了！所以，洗鼻除了能清理物理上的東西，也有助清理寒氣與負能量。

🪨 具體操作

　　準備一個洗鼻壺，留意一下容量及洗鼻壺的大小，洗鼻壺的大小要配合洗鼻鹽的分量，同一品牌的通常都會有配好的可選配。建議至少要五百毫升的洗鼻壺，才足夠好好地清洗。說明書上會說一包洗鼻鹽需要加多少水，水多了，濃度就弱了；水少了，濃度就強了，過濃過淡都會讓人難以忍受。可以使用溫水，注意溫度不要太高以免燙傷，鼻黏膜較脆弱，雙手受得了的溫度，你的鼻子不一定受得了。

　　預備好洗鼻水、洗鼻壺後，就可以開始以下的步驟了：

1. 在面前放一個盤子接髒水，或是在盥洗盆前進行。

2. 把洗鼻壺的沖洗端貼著鼻子的一個鼻孔（圖 15）。

3. 稍為低頭，這樣水向下流，就不會嗆進氣管了。

4. 根據不同的洗鼻壺的設計，以手按壓出水。

5. 一邊鼻孔進水，從另一邊鼻孔（甚至經由口腔）出水，才可徹底沖洗鼻腔內的空間（參考圖 14）。

6. 可換另一邊鼻孔進水。

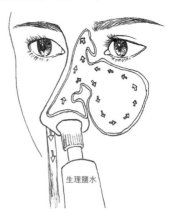

生理鹽水

▲圖 15　洗鼻過程示意圖

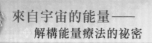

燒鹽

這也是筆者很喜歡、很常用到的清理方法，因為效力徹底、操作簡單、成本也很經濟。前提是你不能對火有恐懼。這個方法源自北美印第安人，原本是用來清理空間的，筆者稍微調整一下，就適合拿來清理個人能量了。實施時請務必注意消防安全，周圍的雜物最好先清理一下，也要注意，濃度過高的酒精可能會讓鹽向四周彈出！

材料及工具

- 鎂鹽一公斤
- 耐熱器皿（+/-蓋子）
- 90%或以上的酒精
- 刀或不銹鋼叉子
- 紙、筆
- 甜草
- 精油
- 防火應變物品

步驟

1. 在安全位置放上隔熱墊。
2. 隔熱墊上放上一張寫有你名字的紙張。
3. 再放上一個耐熱器皿。
4. 把鎂鹽放置在耐熱器皿裡。
5. 把酒精倒進鎂鹽中，分量需完全蓋過鎂鹽。
6. 點燃鎂鹽與酒精，讓其燃燒，直至所有酒精已用盡。

7. 在火焰熄了以後，可使用刀或不銹鋼叉子攪拌一下，再點火。

8. 當火不能再點起後，以甜草或精油熏一下自己。

這是不是很簡單方便呢？要留意的地方有：

如鎂鹽變成黑色，需要再次進行之前的步驟。

如鎂鹽是褐色的，還可以。

如鎂鹽是白色的，很好。

用過的鹽，因已盛戴了不少負能量，需要棄置，倒進馬桶裡是最簡單的處理方法。如找不到鎂鹽，可用普通粗鹽及 75%酒精代替，效果有點不一樣，但不失為可行的代替品。示範影片可掃右方 QR code。

▲影片連結

鹽，真的是很好的清理物品，消炎殺菌，又可吸附負能量。重要的是，每家廚房裡必備，筆者有在懷疑，有多少人在認識到鹽的效用後，還會考慮使用其他的方法，筆者工作室的鼠尾草或許會因此而滯銷吧。不少朋友學生聽過筆者推薦的燒鹽方法後，家裡總放著一支酒精備用，在疫情突然爆發，大家都忙於搜購消毒物資時，他們家裡都妥妥備有一支酒精可供使用，這也算是個意外之喜了。

✿ 10-3-5 蛋清理

這裡要再介紹一項有趣的清理個人能量的方法，使用的也是在廚房裡就能找到的材料。使用蛋作占卜，是在各地各民族流傳已久的方法，而這個方法，也可用來吸收儲存在身體內的負能量哦。有些朋友可能已經在想，是不是把銀戒指放在滾燙

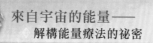
的熟雞蛋內按摩患處？不是。雖然這個老祖宗的方法也很有效，可清理中醫裡稱為「風」的負能量，有興趣的朋友可以問一下家中長輩就會知道的，這裡就不多做解釋了。

這裡說的方法使用的是生雞蛋。透過雞蛋在水裡的表現及出現的符號現象，可提示我們相關狀態，並吸收有關負能量。先提醒一下，使用過的雞蛋不能拿來吃，如同鹽吸收了負能量。所以用一般的雞蛋就可以了，不要弄了個貴價雞蛋，然後不捨得扔還拿來煮食，鬧肚子的話不要抱怨筆者沒有提醒哦。

🥚 材料及工具

室溫的水、透明水杯、生雞蛋

🥚 步驟

1. 盛一杯水備用，大約七分滿，預留盛裝雞蛋的空間。
2. 祈禱，請求高靈或指導靈協助整個過程，讓事實呈現。
3. 請求雞蛋吸收所有的負能量。
4. 把雞蛋放在頭上，讓蛋以滾動的方式，沿頭往下滾到頸背、胸部、腹部、手、腳，意念集中於讓蛋吸收負能量。滾過身前後，可滾一下背部。注意，不要手滑。
5. 把蛋打開，放入水裡。
6. 按水裡所呈現的符號現象進行解讀。

🥚 占卜結果

▼ 臭味、血、混濁的：成為黑魔法、詛咒的目標。

▼ 蛋黃出現眼睛：「邪惡之眼」出現。

▼ 氣泡：邪惡的能量已被外來力量吸收，或你的指導靈已察

覺、你的保護措施已生效。

這個方法是不是很有趣呢？記得，用過的雞蛋不能煮來吃。

以上提供了好幾個方法，或許有人會問，既然可以用煙燻，那為什麼還要用鹽浴？差別其實就是，用水洗臉、用潔面乳洗臉、用卸妝油再用潔面乳、又或去做美容保養來個深層清潔，只是程度的不同。筆者是個懶人，為簡化程序，好幾年前便開始手作一些能量淨化皂，在洗澡時，身體及能量就能一起處理了。（一鍋皂通常用不完，因此也擺放了一些在工作室販售，有朋友說使用過後回不了頭了）當然，如果大汗淋漓、又或抹上濃妝後，還是要好好來個深層清潔。

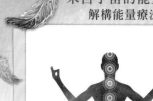

10-4

空間能量清理

清理空間能量用到的物資材料，也跟清理個人能量大致相同，只是步驟有點不同。所以原理就不多做講解了。想知道原理的，可參考前一節有關清理個人能量的部分。

10-4-1 煙燻或熏香

以鼠尾草煙燻，記得要使用足夠的分量，並打開窗戶或抽風系統。

方法❶

1. 點燃鼠尾草棒末端。
2. 把火撥熄。
3. 逆時針繞著房間三圈，並同時上下揃動，確保上下高低每一寸空間都接觸到煙霧。

方法❷（懶人法）

1. 點燃鼠尾草棒末端。
2. 把火撥熄。
3. 置於小香爐或小碟子上。
4. 放在房間中央，讓煙霧大量瀰漫布滿房間每一個旮旯，接

觸到各位置的負能量。

10-4-2 鹽的應用

既然鹽可以吸附個人的負能量，思考敏捷的讀者或許已早一步想到，清理空間能量也可以使用鹽吧！沒錯！

🔹 鹽盆

拿一個盆子放上一至兩公斤的鹽，然後放在屋內容易積聚負能量的地方，比如治療床下方。這個方法非常簡單，必要時也可以在屋子或房間的四個旮兒各放上一個鹽盆。但在溼度高時，要留意鹽盆不要靠近電器或金屬製的家具。另外要提醒的是，不要因為「不想浪費」而把這些鹽拿去炒菜煮食，裡面已吸收了滿滿的負能量，還是給馬桶先生處理吧，它很樂意吞下這些吸飽了負能量的鹽，然後變得光潔清亮的。

除了淨化環境空間，一些沾染了負能量的用具飾品也可以透過鹽的特性來吸除負能量，有金屬成分的最好先用廚房紙巾包起來再放入鹽堆中，拿出來後最好用清水沖洗一下，確保沒有肉眼看不見的微小鹽粒依附在上而導致氧化。材質較軟的物品也可以包一下，以免被鹽的晶體刮傷了。

🔹 能量垃圾桶

有的能量療法系統認為在進行能量療法時所排出的負能量，需即時以妥善方式處置，以免污染房間、自己及他人，所以會製作一個簡單的淨化裝置，可稱之為「能量垃圾桶」，就是專門放置負能量的垃圾桶。製作方法很簡單，就是找個大口

盆子，放進半杯鹽及一公升清水。有些能量處理手法，如第六章提及的「靈性手術」，會把個案身上的負能量抓取出來，這些負能量抓出來後，就可以甩到這個能量垃圾桶裡。

燒鹽

之前已提及，這個方法本身就是用來處理空間能量的。這裡寫出來的步驟也是簡化過的，原本是可以加入藥輪的部分，由於學習能量療法的朋友不一定都有接觸薩滿式療法，筆者就簡化一下，以免大家困擾。效果是會有一點點的不同，但基本上還是能達到淨化清理的效果。當然，如果你對薩滿式技巧有興趣的話，歡迎留意筆者的課程及工作坊。

以燒鹽方式清理空間能量，需要以一個房間為一個單位。即是說，每個房間需要獨立的一份材料及處理。沒有鎂鹽或90%以上酒精的話，同樣可用粗鹽和75%的酒精代替。

材料及工具

- 鎂鹽，按房間大小預備。每 20 m² 大約需要一公斤
- 耐熱器皿（+/−蓋子）
- 90%或以上的酒精
- 刀或不銹鋼叉子
- 甜草
- 精油
- 防火應變物品

步驟

1. 在安全位置放上隔熱墊。

2. 隔熱墊上放上一個耐熱器皿。

3. 把鎂鹽放置在耐熱器皿裡。

4. 把酒精倒進鎂鹽中，分量需完全蓋過鎂鹽。

5. 點燃鎂鹽與酒精，讓其燃燒，直至所有酒精已用盡。

6. 火焰熄了後，可使用刀子或不銹鋼叉子攪拌一下，再點火。

7. 當火不能再點起後，以甜草或精油熏一下房間。

10-4-3 洗抹

　　這與傳統過年前的大掃除很相似，物理上的清理，同時也可以是能量上的清理。把灰塵抹去時，同時也把負能量帶走。所以，簡單的在日常清潔衛生時，例如在拖地板時，適當地加入能除去負能量的材料，可有效達到能量上的淨化。但是，不太建議使用鹽，金屬架子、家具會受不了。洗抹用的水，可以加入以熱水浸泡過的鼠尾草，也可以使用柚子葉、柏葉、黃皮葉這些傳統用來大掃除的植物。這時不得不感嘆老祖宗的智慧，每個民族古時的習俗都很相似，只是科技的發展，有些習俗漸漸被無視了。如果想要華麗一點，那除了鼠尾草，使用玫瑰花也是可以華麗地進行能量淨化的。記得，要使用足夠的分量並先用熱水浸泡一下，才可更有效地釋放出植物的能量特質。

10-4-4 能量噴霧

　　因為種種原因，不能使用煙燻、不能燒鹽、不能洗抹……那還有其他有效實用的方法嗎？也是有的。當中，筆者曾弄來

了一些能量噴露，但有些效果一般，有些能量不太穩定，找不到合心意的，最後筆者只好自己動手DIY了一批。有朋友帶到辦公室使用，加幾滴在霧化機裡，為自己創造了小小的一方淨土，免受職場上的各種奇怪能量打擾，工作時舒適自在了不少呢。也有朋友在公司使用過後，縱使忙碌依舊，但心情卻輕鬆了，也會突然地出現些事情減輕工作量。至於DIY的細節，涉及另一個專業領域，這裡就不探討了。因為製作繁複，所以每次筆者都會大批量的製作，歡迎大家查詢或開團。

10-4-5 聲音

聲音也是一個很好的清理能量的方法，因為其穿透性高，但是也是有需要注意的地方。聲音的振頻是線性的，即是說，它不懂拐彎。以聲音作清理，最好也像煙燻鼠尾草一般，圍繞需清理的地方走三圈，並要注意上下方位，確保聲頻能到達每一個旮旯以及較高較矮的位置。所以煙燻及聲音淨化，其實也是有一定技術含量的。

這些方法，應該足夠大家應付日常需要的了。在進行清理淨化工作後，記得要檢查一下是不是已充分完成淨化工作。要留意有沒有地方忽略了，或力度不夠要再多來一遍等等，才是真正的清淨了。如怕太繁複不想親自動手的，歡迎洽詢筆者來個徹底的薩滿式房屋淨化暨祝福儀式。這個儀式除了能淨化全屋能量場外，還能為房子設立完整結界、注入正能量。

第十一章

能量療法的迷思

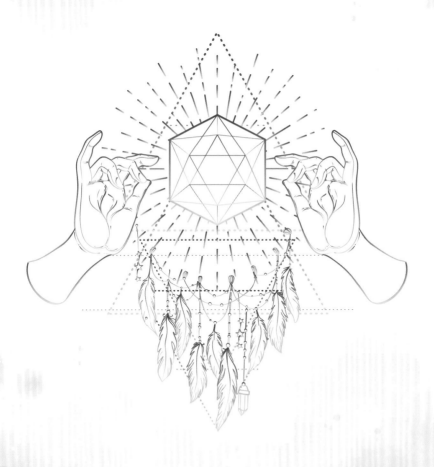

The Ultimate Guide to Energy Healing

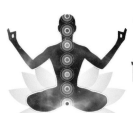

11-1

能量療法常見的迷思

　　能量療法，因為肉眼看不見，加上以訛傳訛，以及其他各種原因，出現了不少迷思。以下將針對一些常聽到的錯誤認知進行探討。有些是筆者在學習過程中遇上並觀察到的，有些是筆者學生轉述的。陷進這些迷思中的不只有初學者，也有在辦課程的導師（迷思 1 裡就有一個活生生的例子）。本章列出了 13 個迷思，或許也是你的迷思，接下來我們將逐一探討。

▼ 迷思 1：能量要多、強勁並高頻

▼ 迷思 2：必須吃素

▼ 迷思 3：不吃西藥，拒絕西醫

▼ 迷思 4：不會造成傷害及痛苦

▼ 迷思 5：嘔吐或哭喊是正常的釋放

▼ 迷思 6：其他療法更加優越

▼ 迷思 7：手法越繁複越厲害

▼ 迷思 8：會吸收到個案的病氣

▼ 迷思 9：不能站在個案腳下方

▼ 迷思 10：不可用於處理癌症

▼ 迷思 11：接受治療後情況卻更糟了

▼ 迷思 12：能醫百病

▼ 迷思 13：療癒師不該收費

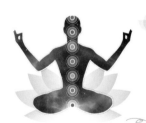

11-2　迷思❶

能量要多、
強勁並高頻

　　不論是在進行能量療癒或是靈氣療法裡的靈授，總有些人以為「能量多、強勁、高頻就是好的」，甚至以此作為標榜。然而，療癒的能量不是勁及強就是好的，就好像洗傷口的消毒藥水，碘酒是很強力的，但也不是每一個傷口都需要用到碘酒，甚至，有時還會產生反效果，導致傷口修復遲緩，過猶而不及！人參是大補之物，也不能多吃。中醫裡有不少很強、很補身的藥材，但也不是每人的體質都適合，之前就有些新聞報導說，有家長想給孩子最好的，就連中藥補品也是，結果導致孩子出現一堆身體問題。植物需要水分及陽光，但也不是不斷澆水及暴曬就是好的。

　　或許有人會說，中藥與能量療法不一樣，又不是頻率，那好，超聲波是頻率了吧，音頻療法，如音叉、Rife 也都是頻率吧，其中的分別在於人類耳朵能不能聽見而已。物理治療用於止痛消炎的超聲波頻率大約 1～3MHz，而用於加速傷口復元的是 40kHz；Solfeggio 頻率的 6 個原始音頻也各有其功用，也不是高頻就是優越的。至於能量多就是好的這一認知，之前的章節有說過，能量就像是水，身體則是容器，大家看過老舊的水管承受不了新設施的水壓時，發出「轟轟轟轟」的聲音嗎？

　　有看武俠或玄幻修真類小說的朋友嗎？小說裡不時都會有

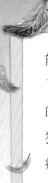

能量過於龐大，使得人物差點兒爆體的橋段，反正筆者是相信了。一段細小的塑膠喉管，哪能承受得住強大的水流呢？我們的能量管道未經開發，加上日積月累的病氣及負能量的沉積，狹小而又有堵塞是很正常的。所以長大後生病時才會周身痠痛，這是因為「氣沖病灶」、「不通則痛」之故，小時候不會這樣痛就是因為小時候的管道沒這麼堵塞啊。

在這種情況下，強勁、高頻、大量的能量是真的好嗎？更有些人因為妄信「能量交換」而付出高額費用。太小的鞋子怎樣勉強用鞋子撐大器撐大，也不會撐大到幾個尺碼吧，當心貪多嚼不爛呢。導師只是一個引導，重點是學生的管道能夠承載多少能量，在靈氣療法系統裡，能量來自並由宇宙蒼天導引，導師付出的是時間、耐心、知識、理論、教導等等，打著能量交換的名義，以收取高昂費用換取強大能量的作法，就是無稽之談。這跟為個案進行療癒或其他的能量療法系統是不一樣的。圖16是有位認識的導師用價錢太低及能量等價交換來說事，這導師不是不清楚概念，就是偷換概念，誤人子弟，想藉此大賺一筆，此人之後自行刪文了，幸好筆者順手截圖作反面教材才留有紀錄。

再則，現代都市人或許習慣了「速食文化」，到處在尋找強大的能量療法體系，希望在一夕之間得到強大能量。這是真有可能的，筆者便遇有不少個案要求「取回前世

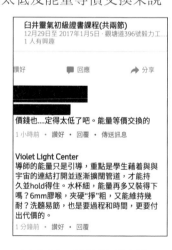

▲圖 16　能量等價之迷思

能力」，然而他們卻忽略了在喝下孟婆湯後，理應活在當下，不要記掛前世力量的道理。如今世真的有需要使用，就會自然而然地發展或得到的，我們都有參與出生前的會議，在編寫生命藍圖時，應不會忘了把「技能樹」及如何取得技能設置好的。同時，我們自身也需要鍛練我們的能量管道及「能量肌肉」，否則，一旦拿回了前世的力量，也沒那個條件去使用。筆者能調動的能量流之所以強大，是因為筆者早年有學習太極，能量管道也就已經過鍛練，堵塞的能量也排出來了。初期練習太極時排出的汗又黏又臭的，就是排出了東西，持續練習後，排出的汗變得清爽不再發臭，表示積存在經絡的負能量已排出了，如此一來，能量管道當然更流通順暢，可承載更多的能量了。

　　另外，不得不提，有些邪惡的能量也是很強勁、很龐大的，甚至會披著光之使者的外衣，以協助世人、拯救地球為口號等等，筆者就遇上了好幾起類似事件的苦主，這是另外的故事，就不多說了。但是，能看這本書到這裡的都是有緣人，筆者還是要提醒一下大家，當感知到有一團很強、很龐大的能量時，也要留神這是正的、還是邪惡的能量。末法年代，邪魔鬼怪盡出，不要再盲目追求能量了，還是踏實地鍛練自身。不是你的，就不是你的；自己鍛練得來的，才真正屬於自己。既然投生為人了，就好好地體驗經歷這世為人的一生，非人間界的事情自有非人間界的去處理。不說你既已投生就會受到此世間法則的約束，哪怕你前世是大羅金仙也好，「山中方一日，世上已千年」，人世間短短百年，上天應沒有非你不可的事情，否則也不會放任你下凡了。

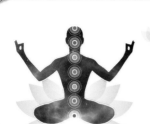

11-3 迷思❷

必須吃素

　　身心靈範疇裡很多時候會提及身心靈及大自然之間的關係，會鼓勵人們進食有益健康的食物，實行有機生活方式，甚或成為素食者。原意很好，特別是食材，蘊含大自然的奧妙，當地當季的食材必然符合天候、時令、節氣，能很好地調整身體氣場。然而有些其他的說法或許有點矯枉過正，素食的確在一定程度上能讓人有更清淨的氣場，但也要考量現實的需要。

　　人類的生活其實有不少的體力勞動，古時要農耕狩獵、也要搭建房屋，時至今日，縱使科技再發達，也仍然有需要耗費體力的勞動人口，而肉類則是他們最佳的體力補充來源。依循自然法則，適者生存，在食物鏈中，人類本就屬於雜食動物，進食動物本身無關殺生不殺生，乃因食物鏈是大自然的平衡機制，是地球的法則。這也可由男女的飲食習慣略見一二。一般而言，男性普遍較好肉食，而女性較能接受蔬菜，因男性的體能支出一般較女性為多。只是當人類的生活變得安穩後，間或出現濫殺虐殺，造成不必要的殺戮，這才是擾亂了食物鏈、破壞了大自然的平衡。

　　加上現代為了提高產量，不少動物都是被圈養的，而動物的天性是要活動的。違反天性的飼養方式，自然帶來能量上的失衡。是的，動物也是有情感的，牠們需要放養，並被友善對

待。而作為動物的牠們，或許明白在自然生態環境下牠們的命運。在某個部落，就曾發生過羚羊捨身跳崖的故事。故事是這樣的，某天族裡來了一位外來者，族人帶著他外出狩獵。在抵達草原時，看見對面的山崖上站著一隻羚羊，族人讓外來者射箭，羚羊不跑也不逃，就只是站著，外來者射出的三箭都落空了，然而讓人詫異的事情發生了！羚羊自行跳下山崖！之後，族人去到山崖底把羚羊帶回部落裡。回到圈養的動物，生長在這種壓抑的環境中，牠們不快樂是可想而知的，加上屠宰時遭受到不必要的痛苦，導致牠們的肉身帶著許多負面的能量。現今，有些農場採用放養的形式，減少不必要的痛苦虐待，這些動物的能量便也截然不同。至於植物，越來越多研究顯示，植物也是有痛覺的，但因植物並不存在放養或圈養的問題，一般而言，它們的能量會較動物來得「清淨」。

綜上所述，對我們的能量系統來說，植物帶來的負擔是較少的。我們進食動物之後，特別是那些圈養的、受虐待的家禽家畜，我們同時也吸收了牠們的那些負面能量，我們的能量系統就需要花費功夫把這些能量排出，正如我們食用了「垃圾食物」會對我們身體造成負擔一樣。如若只食用植物的話，我們的能量系統就少了不少的負擔，管道更容易疏理清澈，也更為暢通，少了負能量的積存，我們也可容納更多的能量。這也是為什麼有些課程或工作坊會要求參加者在活動開始前若干天茹素的原因之一。因為參加者的管道清澈了，就能容納更多的能量，也就能感受到更強烈的體驗。雖然茹素有茹素的好處，但有些人需要吃肉補充能量，只能說還是視乎個人需要而定，不要矯枉過正就好。

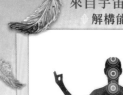
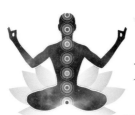

11-4 迷思❸

不吃西藥，拒絕西醫

　　除了茹素，另一個引發思考的話題就是醫與藥了。在身心靈健康的崛起下，一些西醫的手術或藥物療法開始被質疑，一些關於西醫與西藥弊端的資訊陸續湧現。治標不治本、帶來副作用、會上癮、手術會「破氣」等等引發大眾憂慮。這些憂慮造成的影響就是，人會避免使用西藥或動手術，然後進一步演化成抗拒西醫藥……天秤似乎在向另一端傾斜、甚至到了另一個極端。2020 到 2021 年疫情流行期間，就有些確診者不願接受西藥治療，甚至歐洲許多國家民眾上街抗議政府強制接種疫苗的政策，因為他們普遍不相信疫苗是有效的。

　　以便祕為例，不要小看便祕這個問題，很多人嚴重到需要求醫的地步。初期的便祕，多進食點膳食纖維就能解決，如果是嚴重便祕呢？你越著急就越辛苦，然後你的腸臟會罷工……有點像是當你的電腦啟動了很多程式，因為吃不消就當機了……這時，西醫藥的確能幫助你，減低你肚裡的壓力，讓你的腸道能重新啟動。曾聽聞過嚴重到藥物也無效，只能動手術清理，清理出來的有十多公斤……如果是這些情況，你還能「自然」以對嗎？

　　便祕是如此，其他的也是。如若你失眠一天半天，當然可以「自然」處理，但如果已持續一個月、兩個月，甚至更久

呢？有時候「處理失眠」也會成為造成失眠的壓力之一，身心已過度勞累當機，這時或許就需要西藥的介入，讓你可以先好好地休息一下，然後你的身心才有那個空間去恢復、去處理。

手術也是，雖然說手術會「破氣」、「切除了就再也沒有了」，輕微的疾病還好，但如果得的是癌症呢？你還是堅持不動手術嗎？有聽說很多時候病人不是因癌症而死的，而是因驚嚇過度而死的。還有認識的朋友家人被診斷患胰臟癌超過二十年了，依然活得正常自在。但又有多少人聽聞自己患有癌症後，能平常心以對，不受其擾？更別提還要有足夠的定力不受身邊一群親朋好友的「關切」？要知道，患者所面對的不單只是疾病本身而已，還有隨之而來的一堆壓力及情緒反應。有些療癒師聽到太多有關西醫藥的不足及副作用，就勸阻患者不要動手術，但忘了考慮到西醫專業的判斷、患者和其家屬的情緒等等。所以，不要去阻止個案接受西醫治療或手術，以免徒增個案的困擾與壓力。醫不醫，用不用藥，最終也是個案的自由意志，怎樣安心就怎樣去做。這也就是「自然及輔助療法」的精髓。

有些學習身心靈的朋友或是療癒師會勸阻甚至是權威式地讓個案或親友停止西醫治療。這樣做需要謹慎評估，也需注意法規。跟個案說「停止使用某種藥物」，看似沒什麼大不了，也不是說療癒師的觀點錯了，但是，療癒師本身對病症的認識有多少？會比專業醫師多嗎？對法規的認識有多少？「停止使用某種藥物」，嚴格來說，這個行為是處方醫囑，所以療癒師這樣做已觸犯了「無牌行醫」的法例。再者，療癒師對病理的認知有多少？學習身心靈療法的朋友或療癒師大多很清晰並強

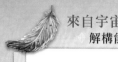

調西藥的各種副作用，使用了西藥會帶來各種看似很可怕的後遺症，但是，療癒師又如何知道不用藥的後果有多可怕？

有位個案患有慢性免疫系統疾病，療癒師讓他停止使用類固醇。很多人都聽說過類固醇的可怕，但是當停止用藥後不到三個月，個案病情大復發，需進入深切治療部，以最高劑量類固醇保命。筆者也曾親身經歷，某個午夜，因不知名的致敏原，不到十分鐘的時間臉上就出現嚴重腫脹，鼻腔已沒有一絲罅隙，密不透風，明顯有蔓延之勢，作為護士的筆者很清晰將可能有的後果，就是腫脹壓迫至呼吸道，導致空氣無法進入肺部，最後一命嗚呼。幸好，筆者當晚值班，省下了交通時間，也幸好是這樣，否則，等送到醫院時，應該是送到搶救房直接插喉或切氣管造口的命運。在初時十多分鐘發現一般「溫和」方法都無效，情況還更加嚴峻時，筆者知會了同事，果斷把能用到的藥物都找出來，有過敏抑制劑，也有類固醇，有口服，也有針劑，糾結了一會，心想沒了性命的話，其他也都不用談了，也幸好，在使用了非處方藥後，情況緩和下來了（筆者為何不到急診室？因為考量到當晚深切治療部滿員了，還有可能會被切造口，所以先行自救一下）。

如果不小心發生意外，導致脊椎骨折或受壓，請不要抗拒類固醇。你拒絕類固醇的後果，有可能就是癱瘓。脊椎骨折或受壓，是有機會壓迫並導致中央神經壞死，造成癱瘓。當然，如果你想成為奇異博士裡的籃球男，去找一段機緣，那就無視筆者這段文字好了。

如果是在處理個案，作為療癒師，你說的話是有一定的影響力的，切不可魯莽斷言讓個案停止用藥，你可以讓個案了解

西藥的副作用，但同時也要讓個案了解不採用西醫療法可能出現的後果，然後再作衡量，一些自然療法或能量療法協會的約章中都有這句：「讓個案在知道所有事實的基礎上，去作決定或選擇。」而當個案作出選擇後，保持尊重，這才是以個案福祉為依歸的處理方法。

沒受過正規醫學訓練的，萬不可「好心做壞事」，胡亂讓個案停止用藥。自然療法，是補充西醫無法兼顧的部分，而非與西醫抗衡。各派自然療法系統的國外協會中的約章就關於專業操守的部分，必有一項條文，內容大概是「本療法並非取代傳統西醫療法，請你繼續醫生處方的治療」之類的。

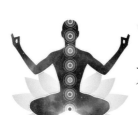

11-5 迷思❹

不會造成傷害及痛苦

　　在身心靈圈子裡，有不少如「能量是來自光和愛的，所以不會做成傷害」的說法。可惜，這並非完全正確。很多事情都不能一概而論的：父母都是愛孩子，為了孩子好的，所以不會傷害孩子；食物都是來自大地之母的，所以都是有營養的；醫生用的手術刀、儀器等等都是為了拯救性命……這些認知是我們普遍對人性與愛所抱持的期待，但若然醫生技術不足、胡亂進食相沖的食物、父母一味的溺愛孩子等等，也是會害了人的。

　　沒錯，能量是來自光和愛的，本質上不會帶來傷害，但是不成熟的技巧及心智就不一定了。要知道，所有的能量都是經由療癒師的導引才進入到個案的能量場內，能量導入帶來傷害主要有兩種情況，第一種情況是在恍神狀態下，第二種情況是在「結束過程」中。個案在恍神狀態裡容易受到不當或不良的暗示或建議，而當個案的能量場打開後，又容易接受外界的各種能量，並造成困擾，特別是那些感受性強的朋友，如果沒有學會關上氣場，是一項很痛苦的事情。

　　有學生就曾因導師的疏忽而受到了傷害，導師在不斷地強調療法絕對安全下，忽略了告知好轉反應所帶來的影響。當一個人在沒有覺知下，埋藏的情感創傷因療癒而顯現，一直緊鎖的創傷能量因療癒的能量而打開了決口引致決堤，但因沒被事

先告知、因初接觸缺乏認識，在情感決堤時未能察覺是好轉反應而加以處理，反而波及到身邊的親人、朋友、同事，也為自己的「情緒化」而不安。這些情況因能量療法而起，還可以說能量療法是絕對安全的嗎？請不要再蒙蔽個案及學生了。

　　療癒師強行療癒也有可能會帶來更大的傷痛苦楚。很多時候，特別是當個案在昏迷狀態，家人都會想方設法，只希望個案能得以康復，但是又有多少人有徵詢過個案的想法？在各種能量療法當中，靈氣療法算是較為安全及漂亮的，因為「能量是由宇宙所導引的」，可惜，總有人企圖以個人意志凌駕宇宙。猶記得某日下午，筆者接到一位鮮少有聯絡的電台主持的電話，原因是他的母親已癌症末期，在醫院接受嗎啡注射並昏迷中。他用了很多方法，母親仍是昏迷痛苦的，他覺得母親還未享福，希望母親能醒來。開導了大半天，直到了晚上，才說服了他「放手」。「放手」不是什麼也不做，而是尊重病人意願。作為療癒師，特別是靈氣療癒師，我們要相信宇宙比我們更清晰事情該怎樣發展，我們傳導了能量，結果怎樣，就交給上天及個案本人了。在兒女的角度，母親還未享福，但在個案的角度，明顯她已油盡燈枯，處於癌症末期，臟器、身子都已不堪負荷，即便能清醒過來，還可以說是享福嗎？

　　作為療癒師，我們更應坦然面對生命的循環。享福不享福，這不是個案的問題，是身為兒女的問題。兒女妄圖與宇宙拔河，只會帶來拉鋸、延長痛苦。勸說放手的翌日早上，他末期癌症的母親就結束這一生的苦痛，回歸那靈魂永生的國度了。

　　所以說，能量的本質是光和愛，但是不當的技巧、未成熟的心智，甚或是不放手的心理，也會帶來傷害和痛苦。

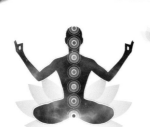

11-6 迷思❺

嘔吐或哭喊是
正常的釋放

　　這其實就是第七章提到的「好轉反應」，好轉反應有很多
種形式，不一定非要是嘔吐或是哭喊。正如服用中藥後會瀉
下，但不是肚瀉就是因為服用了中藥，也不是每一劑中藥都會
令我們瀉下。詳情可回頭看第七章。

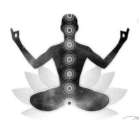

11-7 迷思❻

其他療法更加優越

　　不是誰駕駛著超級跑車誰就是車手的，也不要小看了豐田AE86；拿房車的舒適度跟跑車相比，拿跑車的速度跟房車相比，然後得出哪款車比較優秀，這算是什麼呢？更何況，車技能看到，能量療癒技巧是看不到的，要如何一較高下呢？

　　技巧不足，即便裝備再精良，命不中紅心就是命不中啊！有時候不是裝備或技巧好壞的問題，短距離的目標，你拿出遠程技能是想怎樣呢？遇上的明明是大波士一枚，你來個華麗群攻技能又是唱哪一齣？你弄清楚對手及技能了嗎？沒有葉秋的技巧，也發揮不了一葉之秋的實力。也不是每場賽事都要用到「龍抬頭」的。又有多少人在學習了能量療法後，有勤加練習的呢？有不少人是三分鐘熱度，然後因為達不到自己想要的效果，就說這個不行，學某某更厲害的。請弄清楚，是什麼原因達不到自己想要的效果？會是像迷思 4 裡說的，枉顧了個案想法？還是力度不夠？還是如迷思 5 預設了要嘔吐？你在期待嘔吐嗎？就是中藥，也不是每一服藥都會讓人瀉下的啊。你不會因服了中藥沒有肚瀉而去說中醫的處方沒效果吧？那不如直接服瀉藥好了。

　　所以，你弄清楚目標了嗎？用對了手法嗎？每一種療法都各有其強項及弱勢的部分。從沒有哪個技巧或療法是最好的，

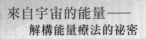

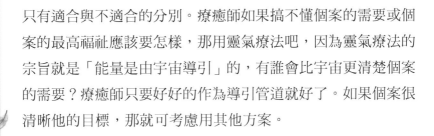

只有適合與不適合的分別。療癒師如果搞不懂個案的需要或個案的最高福祉應該要怎樣，那用靈氣療法吧，因為靈氣療法的宗旨就是「能量是由宇宙導引」的，有誰會比宇宙更清楚個案的需要？療癒師只要好好的作為導引管道就好了。如果個案很清晰他的目標，那就可考慮用其他方案。

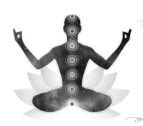

11-8 迷思❼
手法越繁複越厲害

　　靈氣療法裡的「靈性手術」，是可以進行的很華麗很複雜的，但論效果，筆者會偏好用整合療法中的推拉技巧，這個技巧，肉眼來看，真是很沒看頭，乍一看就只是把雙手放在患處兩側而已，但效果快又省力！筆者是個實用派，不會為了看頭而用一種效果相對沒那麼好，而又很累的方法的。多年前的一次活動中，有位參加者跌倒，導致大腿腫脹得快撐破褲子了，一位參加者為他進行「靈性手術」，只見施術者不斷重複一抓一扔的動作，持續好一段時間，筆者不知道其他圍觀者有什麼想法，但筆者光是看著也感到累，便指點了一番，改用推拉技巧後，腫脹很快就消褪下來，至少不再撐破褲子了。簡單的技巧不一定比繁複華麗的差。很多時候只是人們想得太複雜而已，以為繁複就是好。

　　有位病人被處方了定期的高劑量類固醇。每當用藥後，他就吵著胸口悶痛，這少不了一張心電圖，然而心電圖毫無異常，而他的胸口悶痛也不會因為做了心電圖而消失。這位病人固定每次住院幾天，每次要注射十多劑類固醇，他也就「定期性」地出現胸口悶痛，並「定期性」地照心電圖。如此一來，他的心電圖厚厚的也有幾十套了。如果不是心的事，就可能是胃的事，筆者沒記錯的話，醫生也有處方了胃藥，但也沒多大

效果。這位病人也就更有苦說不出了。有次筆者讓他嘗試一下
嚼蘇打餅，還要細嚼慢嚥，他狐疑地想了想後，才去嘗試。沒
過多久他的胸痛沒了！不需要類固醇、心電圖或是胃藥，只要
吃片蘇打餅就好！都說簡單就是好的，但人天性的狐疑及恐懼
往往讓人喜歡往複雜處想、往壞處想、往大問題去想。這個例
子反映出大多數人都有這種想法：「一定是類固醇弄壞了我的
身體，看！都說類固醇很多副作用，胸口悶痛，一定是類固醇
影響了心臟……心電圖沒異常？不可能，沒異常怎麼每次用藥
心口都在痛，應該要更精密地檢查……」就是往大處想，簡單
的原因及方法反而被忽略了，反而還被懷疑呢！可能是折磨久
了，哪怕再狐疑，還是抱著死馬當活馬醫的心態去嘗試筆者的
方法，誰知就是這麼一個簡單的方法讓他不再受胸悶之苦！
（至於為什麼胃藥不行，反而是蘇打餅解決問題？提示：胸
悶，可以是胃灼熱，是食道問題。胃藥是吞的，蘇打餅是嚼的）

　　還有一宗案例，個案自身的問題浮現出來，卻被有些人說
成是鬼怪騷擾他，跟前世啊、魔王啊有關的，療癒師讓他處理
自身狀況，他還不太相信呢！筆者多年前也有類似的個案，明
明很簡單，卻差點付出大代價去處理。那名個案因為小產而來
找筆者輔導。當筆者電話響起訊息提示音時，筆者同一時間很
強烈地收到嬰兒的通靈訊息，說它漏了點東西，要先回去一
趟。筆者當時想不明白漏了什麼，但也因此立刻打開了個案的
訊息，其他細節就不多說了，但有人跟個案說，嬰靈會作祟、
不作法事祭拜會影響運勢什麼的。其他嬰靈會不會作祟筆者不
知道，但這一位給筆者的訊息是「它回去了」！它都回去了，
還作什麼祟？中醫有說小產也要當生產了來坐月子調理的，可

想而知那一段時間對婦女健康有多重要了。但那段時間三五不時就有人跟婦人說這道那，弄得婦人焦慮不安、產生歉疚，這個月子還能坐好嗎？月子沒坐好，身子虛了弱了，沒了健康，談何好運？只怕地上有金子也沒力氣彎下腰拾取吧。所以簡單一點，在家裡坐好月子就好。月子沒坐好，請不要歸咎嬰靈，是欺負它們「死無對證」嗎？

之前提及多次，臼井靈氣是「能量是由宇宙導引」的，換句話說，靈氣使用者就只是管道而已，擔當好管道的角色，傳送能量就是了。但有些人就是喜歡弄得很複雜，要這樣那樣弄個十幾分鐘才行。筆者有不只一個學生，曾跟其他導師學習靈氣療法，然後因為太繁複而沒有再繼續。筆者得知後都感到可惜，靈氣療法最漂亮之處就是「宇宙導引」啊，可以說是「無人駕駛」，甚至是「無腦操作」，很適合那些日常十分忙碌的都市人，只要把手放在身上就可以進行操作的一種療法，放棄實在是太可惜了。

為了讓更多人了解能量療法的好，即便他們跟筆者學習的不是靈氣療法，筆者也要重燃他們對使用靈氣療法的信心。靈氣療法的課程就是讓學習者明白基礎原理，能有信心地使用，助人且自助。多明白些有關能量結構是好的，但也不要過分強調，以致本末倒置就不好了。有時，我們真的不需要太繁複的方法，簡單操作，不造成負擔，把它融入日常生活，日子有功，日積月累下，效果也可以很驚人的（不少學生很驚訝筆者的拇指外翻逐步在減緩，不過筆者什麼針對性的治療也沒做，也完全沒料到）。人生已經很複雜了，為何還要把自己弄得過於複雜呢。

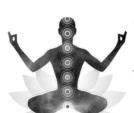

11-9 迷思❽

會吸收到個案的病氣

　　處理個案時，個案排出負能量是必然的，個案沒有負能量也不用來找你了。既然接待個案，就要有準備個案會釋放負能量，這是必然的。那為何有這一說法呢？我們先要了解能量療法的過程，能量療法是怎麼一回事。倘若在能量療法的過程中，療癒師真的吸收了病氣的話，能量上是因為發生了什麼問題才會導致的？甚至有些人說湧泉穴是釋放病氣的地方，所以建議療癒師不要站在個案床尾的位置。當中，究竟發生了什麼事情？作為一個療癒師，你會在什麼狀況下吸取了個案的負能量？

　　療癒師如果過度疲累，比如睡眠不足，療癒師個人的能量水平就會不足，而處於能量飢渴的狀態。每個人的能量場都在不停地循環流動，也就都有機會處於飽滿或飢渴乾涸的狀態。當我們能量不足時，就像是餓了好些天，一旦接觸外界時，就會飢不擇食，好像一塊乾涸的海綿，放入油裡會吸油，放入水裡會吸水。

　　如若足夠飽滿的話，又會否這樣飢不擇食呢？這就像纖體減重，有些人不吃反而越胖，那是因為身體太飢餓了，有什麼就會吸收什麼，吃下肚就馬上囤積存貨，以防後續又斷炊！所以有人建議少量多餐，目的就是讓身體長期處於「飽足」狀

態，不用把次等營養都積存起來當儲備。經常補給的話，身體就不用費心去囤積，更會選擇好的營養去吸收呢。

　　所以，如療癒師能量飢渴，吸收負能量也順理成章，就算不是來自個案，只要路過環境能量差的地方，如醫院、殯儀館、紛亂的街道，也會吸收了這些負能量。所以，療癒師要時刻留意自己的能量狀態，不能讓自己處於能量耗竭的狀況。當療癒師狀況不佳，變成乾涸海綿，再在這時處理個案的話，原本體能上已疲憊、精神上也因集中處理個案而消耗許多，控制不吸收負能量對此時的療癒師來說將是莫大的挑戰。乾涸了的氣場就像是餓了好些天的人，吸收了四周的各種能量也是毫不意外的。

　　也有一種情況是，療癒師因為過度使用自身的能量，損耗了自己，造成能量上騰出空間或變得飢餓，這時，也會本能地去吸食周圍的能量。那在什麼時候療癒師會消耗自己的能量？就是在得不到宇宙支援的時候。這個關鍵是「念」，如果療癒師運用了自己的念想說達到怎樣的療癒效果，而這念想與宇宙能量的流動方向不一致，又或者療癒師只集中注意力在輸出，沒有留意到能量的輸入是否跟得上，療癒師就有機會動用了自身的能量，並讓出了空間。這時，「病氣」就可能趁虛而入了。所以，只要留意能量的輸入、不動用自身的氣、不妄加念頭、保持自己能量飽滿，就不會輕易吸入他人的氣，可參考下一章〈療癒師的課題與倫理〉。

　　這裡又引申出另外一個說法，就是當療癒師生病時，不要為他人進行能量療癒，這不一定是因為擔心療癒師的病氣會傳給個案。一般而言，療癒師使用的能量是來自天父地母或是宇

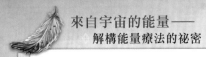
宙及環境，只要療癒師仍意識清醒地在引導能量，個案就會得到天地宇宙的能量。哪怕療癒師身體狀況不佳，只要能保持從能量源頭接取能量，也就不會輕易把負能量傳給個案。但是，能量是由天地而來，而精神意志力就不是了，療癒師也是會耗費心神的。療癒師生病時，自身能量水平較弱，這時就會承擔較大的風險，更容易吸收周圍環境中的負能量。而這個狀態也會影響發揮，倒不如讓自己休息一下。

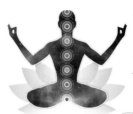

11-10 迷思❾
不能站在個案腳下方

　　筆者經常聽人說，因為病氣、負能量都是由雙腳底部排出，所以在進行能量療法時，不要站在床尾的位置，以免吸入病氣。會不會吸入病氣在迷思 8 已說明了，也可就到此為止。但是，本著追根究柢的精神，筆者也就再說明多一點吧。

　　如果說身體有哪些位置會排出病氣或負能量，那就表示這些地方是能量的進出口，也就是脈輪。脈輪是能量中心，也同時是能量的進出口。進行能量療法時，很多時候會把手放在這些位置，就是方便能量進出。哪怕是能量的行進路線讓脈輪有了極性，但是從正極脈輪注入能量也不是不可以的，只是有點像是逆水行舟，多費點功夫罷了。再從能量在主要脈輪中行走的路線來看，也不難發現頭頂上方的脈輪是一個大出口。

　　當病氣或負能量突然從臟腑肌肉中大量排放，體內管道承載不下時，這些能量就會從體內往外擁出，這時就有可能會動用到所有或大部分的脈輪去排放。無論療癒師在不在床尾，分別也不大了。而且，就算不是大量排放，能量也會找最近的出口排出，為什麼要捨近求遠去到腳底呢？只是由於病氣或負能量都相對沉重，很多時候會在地心引力的影響下，沉到腳部儲存。造成了腳部看似特別多負能量排出的現象。

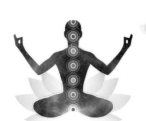

11-11 迷思⑩

不可用於處理癌症

　　這也是在筆者學習靈氣療法時就聽說過的。據說有位癌症個案某天接受靈氣能量療法後，當夜腫瘤就長大了雙倍，有導師說那是因為靈氣就像是燕窩，同時滋養了腫瘤。筆者當時只是初學者，對靈氣療法的認識還沒那麼深，加上云云眾口，大部分人都在恐懼之中，筆者當下也不敢質疑以免被討伐了。然而筆者還是禁不住在想，傳統氣功也是運用能量，如果說能量會滋養腫瘤，那氣功師傅又是為什麼練氣功呢？在進一步對各種能量療法進行研究後，更加清楚知道「靈氣能量是由宇宙導引」的，所以滋養腫瘤這種傳言可就不攻自破了吧，除非宇宙就是要讓事情該是如此。還有沒有其他的可能性呢？

　　筆者剛好認識一些個案，他們在癌症治療中同時接受能量療法，兩者並無發生任何衝突，也沒因接受了能量療法而讓腫瘤變大。筆者也有認識得了癌症的療癒師。筆者參與其中一位的療癒過程，發現他的患處「空空如也」，一點能量也不存在。而另外一位，他的療癒師伴侶在為他進行療癒時，發現他身上有很多的能量索，都把能量輸送出去了（這是一位很棒的療癒師，但就是不太懂得照顧自己）。處理完這些能量索後，情況明顯好了不少。當然，有些朋友或許會問，是不是只有靈氣療法才會出現那種情況？關於這部分，筆者有其他的想法。

除了有可能是個案的人生進程，還可能有另一個原因。

　　筆者觀察了不少能量同好群組，發現群裡很多人求助時，都會用「請協助治癒我／我某親人的腫瘤」來展開。某天，看見某位算是有些交集的朋友，他因出現一些病徵而跑去檢查。在等待報告的日子，他焦急地在群組發訊息請求幫助。得悉的那一刻，筆者隨即跟他說：「你現在還在檢查階段，還沒定論，就來跟大家說讓你不要得癌症，我讓你不要去想癌症你不是還在想嗎？」幸好他有學習催眠，稍為提點後，他就明白了。大家可以回想第八章提到肯定語及潛意識的那部分，我們潛意識會忽略「不」這個字，這是個心理暗示，越讓人不要去做就越想去做，這也就是為什麼我們需要用肯定句。想像一下，當有幾十人在想著「讓某某不要得癌症」，這樣的意念顯化出來會是什麼樣呢？就如筆者讓你不要想檸檬、不要去想你面前沒有檸檬，你的身體有什麼反應？身體很誠實的呢。再試著去想「我不要檸檬，我不要檸檬，我不要檸檬……」你的身體反應又是如何？明白了嗎!?當大家都在想「我要治好某某的癌症」時，反而會造成反效果，意到氣到，氣隨念動，能量真的都集中到腫瘤上了。

　　如果你是使用靈氣療法，只需要謹記，「我是清澈的靈氣管道」，放下對結果的執著，信任宇宙意志的導引，尊重宇宙及個案，讓宇宙去引導吧。如果你是使用其他的能量療法，也請記得確認一下個案本人的意願，並以正面的字眼確認療癒目標，也可加上魔法儀式裡的一句話：「以某某的最高福祉為前提，讓心願達成」。

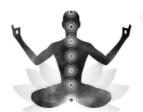

11-12 迷思⑪
接受治療後
情況卻更糟了

　　詳細情況可回顧第七章有關「好轉反應」的部分。以下也簡單說明一下，讓大家更能加深印象。

　　傷口會為了對抗細菌不受感染、加速止血，會有大量血小板、血清湧至，使傷口腫脹、有液體滲出，以疼痛告知你它在「作戰」、它在要求你給予支援（休息和營養）。那體內看不見的傷口又會如何呢？應該也會有些「反應」的吧！一個原本未啟動療癒機制，甚至連病徵也未能顯現的毛病，現在因能量充足而開始反應，開始告知主人它的存在，開始與治癒大軍「打架」、開始要求「支援」，讓人產生情況變壞的錯覺，這就是所謂的好轉反應！這時最該做的就是對自己的身體給予信任和支持，該休息休息、該補充補充。不支持嗎？那戰役便會拖下去，直至有一方放棄為止。所以，信任吧。

　　怎樣才能分別是好轉反應還是真的變壞了？好轉反應一般只在生病或有舊患的部位發生，並不會出現在無關的位置。當然，如果你已五勞七傷的話，就多個地方都會出現反應了。

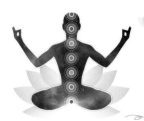

11-13 迷思⑫

能醫百病

　　這個迷思時不時會聽到，不只是華人地區，有些國外療癒師也有就這個迷思撰文分析。能量療法並非萬靈藥，更有可能會如迷思 4，因人為問題而弄巧成拙。能量療法是協助我們身體處理能量，讓我們緊繃的神經得以放鬆，促進本身的自我療癒能力，並能促進有益於康復的身心狀態，藉此舒緩症狀，促進健康。能量療法涉及到心智、情感和靈性層面，協助釋放舊有傷痛，達至平衡，使我們的身體有空間去處理根本原因，達至療癒。在過程裡，也會出現好轉反應，並非「無痛分娩」。

　　前面有簡單提到，每個人都有自己的人生軌跡或課題。生病、受傷或許也是人生設定的一部分，讓我們反思我們的人生或生活習慣，或是其他只有宇宙知道的。不理想的身體狀況可以是存在著我們看不透的意義。這些情況有機會持續，提醒著我們有些事情或課題需要處理，直至課題完成為止。

　　有時亦會出現另一種情況，就是我們的潛意識決定了讓情況繼續。或許有人會反駁說有誰想生病的，如果你打算成為療癒師或已是一名療癒師，抱持這想法，表示你需要進修有關心理或催眠的專業了。

　　在潛意識裡，一個人可以有很多不同的原因讓身體處於生病的狀況。其中一項，與好轉反應有關，當他決定要去處理這

些情況，意味著，他的生活習慣以至信念及價值觀等都會因此產生變化，而這些變化可能是他還未預備好要去面對的。另一種在心理學或精神科上稱為「附帶收獲（Secondary gain）」，這即是「病人藉該症狀而免除責任並獲得額外支持與關心並操縱他人之行為。」（節錄自：健康網）舉例來說，就是「我病了呀，這些工作有誰可幫忙一下」、「我體重超標，就不用服兵役了」、「發燒或肚子痛就可請病假不用到學校了」。還有一個例子為人父母的或許會很熟識，就是孩子會因為壓力或其他原因而不想上學，顯意識知道上學是沒辦法避免的，因此潛意識就創造了一些徵狀，只要見到了醫生（有了病假證明書）就會不藥而癒的。所以，在有附帶收獲的情況下，療癒只是治標不治本。

　　所以，療癒過程表面上看似不順利、達不到效果時，只要你盡了全力了，也不用氣餒。或許你已為個案的未來埋下了蛻變的種子，又或許，宇宙有其他的安排。在世間的我們，不一定全然了解宇宙的計劃或某人的人生。只能相信，在宇宙的安排下，以宏觀的層面來看，你參與了個案的人生是有必然原因的，你可能也是個案療癒過程的一部分。筆者也曾遇過，在接觸個案的剎那，已知道個案會需要一段較長的時間去消化、去正視、去臣服、去處理、去療癒，筆者只能在他累了渴了時提供他需要的補給，就像是人生馬拉松的補給站或是資訊站。讓個案有機會可以休息、補給能量、學習世上還有看不見的事物、有更宏觀的視野、有改變的機會，亦或單純地能放鬆一下、亦或重拾與高我的連繫，使個案在其高我的引導下，以自己舒適的步伐去改變、療癒。

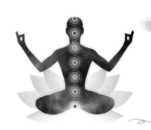

11-14 迷思❸

療癒師不該收費

　　作為一個已成年、法律上有行為能力的人，只有本人是最應為自己的狀況負責任的。建議你用藥，你說怕苦；去健身物理治療，你說怕累怕痛；去改變飲食習慣，你說人生變得太無趣……所以身體狀況沒能有進展，是誰的責任？除了個案自己，沒人對個案有必然的責任。醫師對個案的責任，是建立在與個案訂立協議及個案願意合作之後。療癒師亦然。

　　療癒師在成為療癒師之前，是沒有義務成為療癒師的，對任何人都是沒有任何義務的。而療癒師歷經學習、訓練、臨床練習等等，將一套又一套的技巧純熟運用，在在花費了不少心力及時間，這一切的付出以及學習成本等等，也不能被認為理所當然。再說，在為個案準備的時間也是寶貴的。這些時間可以用來工作、做買賣、進修、進行親子活動，或是好好放鬆。還沒說療癒師也是需要吃飯的呢。能量是天上掉下來的，但引導能量的技巧、時間、用作療癒的空間設施等等，都不是天上掉下來的！要尊重療癒師付出的一切努力及時間，不要聽信一些似是而非的說法而去貶低療癒師這個職業了。

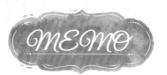

第十二章

療癒師的課題與倫理

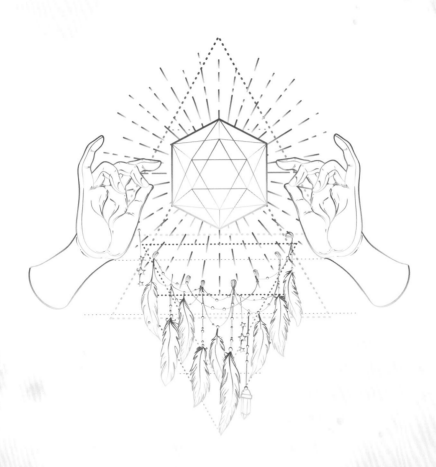

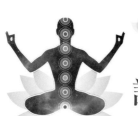

12-1
照顧好自己，
誠實面對自己的課題

　　急救訓練的第一項，就是確保自己安全。在飛機上播放的緊急應變指引，也是要先照顧好自己，才有能力照顧其他人。這適用於任何範疇或領域。如果我們都自身難保、自顧不暇，哪有足夠的能量及精力去應付照顧他人的消耗。所以除了技巧上的精進外，我們也需要保持基本的健康，包括身體及心智情感層面的，以及內在誠信，這樣我們才會有同理心及責任感。

　　為什麼說是「基本的」健康？我們不需要完美，人乃肉體凡身，有小病小痛是很正常的，我們也有各自的人生軌跡及課題，遇上意外病痛同樣正常。即便是療癒師、諮詢師，甚至是導師也只是先行者，也都是人。每個靈魂來到地星都是為了歷練、體驗、成長的，一旦各自的課題圓滿了，就可以回歸宇宙了。所以療癒師的狀況不好，影響到個案，那才成為問題。

　　薩滿裡稱療癒師又叫曾受傷的戰士（Wounded Warrior），雖受過傷，但跨越過傷痛，並從中得到療癒及成長，也就是因曾經歷所以能理解。如療癒師曾有過傷痛並跨過了，那將是很棒的經驗。而為何會提到內在誠信呢？因為，有些傷痛要跨過並不容易，有些甚至讓人無法直視，總會不知不覺地想逃避（筆者推薦大家可以看一看《靈性歧路》這本書，很值得深思及探討的）。這在一般時候還好，只要沒人按下那個按鈕去觸

發那些傷痛就可以假裝傷痛不存在，但是，作為療癒師就不一樣了。

如若療癒師無法面對自己個人的傷痛，比如長輩的離逝、往昔受到欺凌等等，遇到與自己情況相似的個案時，還能把持本心去協助個案嗎？如何能客觀地處理個案的創傷？心理學界有「反移情作用（Counter-transference）」這個說法，又稱為情感反轉移，主要發生在治療師身上，反移情作用讓療癒師「無意識地把自己的願望、情感、感覺投射到個案身上，因為療癒師沒有消化、解決自身內心的衝突所致」。若療癒師缺乏覺察，因自己未處理的事情而表現出不適當的情感，不了解個人的信念、特質、態度、需要和未竟事務是如何滲透至關係中，失去客觀性，或採取逃避態度，則會影響療癒過程，所以，療癒師需要誠實面對自己、自我覺察、找出反移情根源，才可避免反移情作用，保持客觀。

有位情緒諮詢師來上課，對於課程理論部分表現得十分理解明白，當進行至練習時，有同學爆發了，他反而急欲讓同學「平復」下來，在場其他學生納悶：「我覺得好奇怪，明明就是在釋放了，但又強推回去，好像是便祕了很久，出了一半又縮回去。」筆者明白他為什麼這麼做的原因，因為這名情緒諮詢師理論上明白，但情感上仍卡著，潛意識在迴避情緒宣洩，這很多時候與未竟課題有關。療癒師有未竟課題及創傷很正常，重點是，有沒有去察覺及面對，如已察覺及正視，至少在遇到類似經歷的個案時，療癒師就可以覺知到自己有沒有出現個人反應、變得不客觀、下意識逃避、是否轉介個案等等。照顧好自己，誠實面對自己的課題是療癒師的第一項功課。

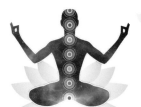

12-2

調整心態

　　療癒師個人的心態也是很重要的。除了要留意有沒有出現「反移情作用」，也要注意心態上是否已預備好要成為一名療癒師了。你是為了什麼而成為療癒師的？你知道成為療癒師的責任嗎？預備好面對各式各樣的個案了嗎？曾聽聞有參與了工作坊後沒多久，就雄心壯志地以療癒師身分開始工作的。但是，有時真的是想得太天真了。作為療癒師，需要的不只是技巧，還要有一顆同理心、對個案的責任感、自我察覺以及對自己誠實的心。

　　成熟的技巧、同理心、對個案的責任感，應該不用多作說明了吧，大家都能明白的，所以，這裡就只說自我察覺及內在誠信。

　　自我察覺及內在誠信是重要的，能讓你明白責任的歸屬。有位療癒師向個案抱怨，說處理個案很消耗能量，這番話讓個案很難受。個案來找療癒師就是因為能量場出了狀況，能量弱、會消耗療癒師的能量也很正常吧，療癒師卻反過來跟個案抱怨，這是什麼心態啊!?不說療癒師在技巧上是否成熟了，就只談責任心，這已經很不專業了。

　　跟個案抱怨個案能量弱、耗能量的，這是負責任的療癒師該有的態度嗎？這位療癒師你睡醒了嗎？筆者還是那句話，不

需要能量的話，個案就不用約見療癒師了。接待個案卻又忍不住抱怨的話，不如想一想當初是為了什麼成為療癒師的？不要說什麼為了幫助別人，這是幫助別人的表現嗎？所以，自我察覺及內在誠信在這裡很重要。療癒師要包裝自己、要宣傳自己是為了幫助人也就罷了，但在面對個案時，又要抱怨的話，那就要先想清楚了。癒療師的抱怨反映了什麼？是想著輕鬆賺錢嗎？那就不要成為療癒師、不要再加深個案的傷痛了。在抱怨個案之前先問一問自己，為何自己要拿個案能量弱或消耗能量來說事？個案消耗了療癒師的能量，讓療癒師過累的話，責任在療癒師，而非個案。

正如醫師或護理師在職後，對病人抱怨說你的病怎麼那麼複雜、你的傷口怎麼那麼爛、你的血管怎麼那麼細等等，在筆者看來，這些都不是專業的表現及負責任的態度。當然，有一些較倚賴的個案真的會讓療癒師較為消耗，如何處理就是療癒師需要去學習並預備面對的功課了。從另一方面來看，也有可能因為療癒師害怕「個案跑了」，在療癒師默許之下讓個案過度依賴，因而消耗過多能量，如此一來，這又回到自我覺察及內在誠信的問題上了。

再有的就是，療癒師對成果的執著。當療癒師太過關注個案或個案的療癒進度時，他們之間的連結會很強烈，哪怕個案離開了，能量管道仍然繼續運作，療癒師會在不知不覺間持續消耗自己的能量。這些執著的根源很多時候是療癒師自身的問題，可能害怕失敗、需要成果、建立自信或是為了宣傳自己。但療癒師想要的成果不一定適合個案，記得迷思 4 的案例嗎？當療癒師把自己的利益凌駕於個案福祉時，可能就是災難及痛

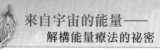
苦的開始。

　　療癒師的心態、內在誠信，以至同理心、責任感，都是很重要的。並不是學到了技巧就能稱自己是療癒師。筆者建議大家多深思上一章的「迷思」及本章的「倫理」，或許會有更多的啟發。

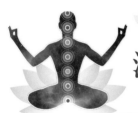

12-3
清理及調整個人能量

作為療癒師，除了平穩的情感空間，我們也需要有讓個案感到安心的力量。當我們的能量水平低落時，有機會從別人身上吸取能量，並用情緒勒索、投射憤怒等方式來汲取。有時候也會被個案的殘留能量所影響或因接受太多個案的訊息而不堪負荷。所以，療癒師也要經常保持覺知，處理個人能量狀態。

本書第三章〈能量療癒時的能量來源〉及第十章〈能量衛生：淨化及清理能量〉中，已提及了不少清理以及加強個人能量的方法，大家可作參考。除了清理及強化自己，落實扎根也是很重要的，這讓我們能有休息的空間。以下將介紹一個讓我們在處理個案後可更好地清理及保護自己的方法。

練習六　落實扎根、能量回歸的冥想

對於初次練習的人，建議連續進行 21 天，這可讓我們的身體更快記住這個方法，同時讓我們更落實扎根、能量回歸己身。當熟練後，進行這個方法所需要的時間將會越來越短。在21 天後，有需要的話隨時都可以進行。如需引導音頻，可掃描右方 QR code，上筆者的 YouTube頻道。

▲影片連結

預備：

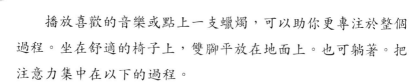

播放喜歡的音樂或點上一支蠟燭，可以助你更專注於整個過程。坐在舒適的椅子上，雙腳平放在地面上。也可躺著。把注意力集中在以下的過程。

一、接地扎根

放鬆，觀想一下自己舒適地躺在草地上。

觀想你與地球的聯繫。觀想一下你的能量伸向大地。

觀想樹根從你的腳底長出，並向下延伸到大地、進入土壤，然後再進一步向地球中心延伸，將你的存在與地球連結。感覺自己已經連接並屬於這個星球。想像一個深深的連結。你是這個世界的一部分，你屬於這裡。

二、關上脈輪

觀想每個脈輪。從海底輪開始，一個接一個地旋轉（從他人的角度在你前方觀察時，一個活躍的脈輪是呈順時針旋轉地）。細小的微型漩渦減速，然後以逆時針方式沉降並收回你的體內。觀想，讓原先延伸至體外 6 至 7 寸高的脈輪減慢旋轉速度，並向身體靠攏，直到收回到皮膚表面。也可以去觀想，活躍的脈輪就像是盛開的花，這朵花正回到花苞的狀態（參考圖 17）。然後是第二脈輪、第三脈輪……直至完成頂輪。

三、回收能量

讓自己去想像、觀想、感覺，把注意力投放在各式的人事物上，就像從氣場上延伸出能量的觸手，你每關注的一件人事物，就有一隻或多隻能量觸手。你的觸手可能很多，也許你分不清這些觸手跟哪一項人事物有關，那並不重要。現在透過你的意念，把這些能量觸手收回來。有些可

能很輕易就能收回來，有些要用點力。你的目標就是把所有的能量觸手都收回到你的氣場內。

四、 關上氣場

這是最重要和最簡單的部分。

觀想我們的能量場，就像是一個氣泡在包裹著我們。在日常生活中，有些人很自然就打開了這個氣泡，就像是在氣泡的前方有一道門或是開口，也有些是在使用靈通力或為個案進行療癒時打開的。

觀想這道門或開口在關上，你的能量氣泡變得很完整。

每天早晚各進行一次這個冥想，連續進行 21 天，這會使你更「活著」並感覺更有力量。每個人的感覺都不一樣，開始時感到越「失衡」的將得到越大的感覺。21 天之後，可根據需要而進行。

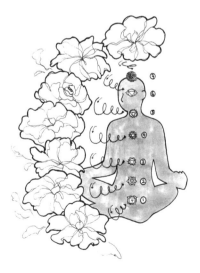

▲圖 17 脈輪回歸體內示意圖

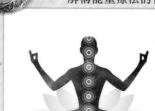

12-4

論療癒師的道德操守

　　我們每一個人都在經歷自己的療癒過程及人生旅程，作為療癒師，我們不需要變得完美，縱使能量管道有點不清澈，也不會過於影響能量傳送的。很多時候反而是我們的意識去干預，才讓事情變得不一樣。當我們自己有未處理好的事情，都有機會在療癒過程中以負面的形式出現，例如，為了加強自我價值而與別人攀比，說別人學的那套不如他；或是為了表現個人能力，追求「醫好」很多個案這個成果；或是想取信於人推銷自己，會「看到」對方的事情，或批評其他的系統不夠強不夠勁等等。而這一切，有尊重過每一項療法系統嗎？第十一章提到的 13 個迷思中，筆者懷疑大部分的迷思都是因為人的攀比心、表現欲或要取信於人推銷自己等而偽造的傳言。容許筆者大膽說一句，在宣揚迷思的那些療癒師，不是故意的就是半吊子吧。

　　表現個人能力去推銷自己，這沒什麼大不了的，但是如果是透過攀比或貶低別人或其他系統的方式來提升自我價值，就不恰當了。而且我們還要思考，他真的熟悉那些被他貶低的系統嗎？這就像是學了西醫的人去說中醫不行一樣。沒深入了解就說三道四，不專業也不足以讓人信服。

　　另外就是，哪怕是為了表現個人能力，也有分該做或不該

做的事吧？筆者作為護士時所受過的專業訓練讓筆者很重視私隱問題，看到有些現象就自然地會從私隱角度切入。如果說有一個擁有透視能力的人在你身邊待著，你有什麼感覺呢？你會不會覺得隨時有被看光的恐懼呢？我們的健康狀況也是私隱的一部分，比如你的海底輪有狀況，可能是不舉、不孕或感染性病，在未經過你的同意下去「看」你的能量場，進而知道你的身體狀況，你會有什麼感覺？更可怕的是，為了炫耀個人能力，不分場合逢人就說「你海底輪不太行吧」，跟說「你今天穿黑色內褲」有什麼兩樣？光想像心底就會發毛吧，原來有人可以沒得到你的同意隨時看穿你呢。就如一個醫生，沒你的同意就去碰觸檢查你的身體一樣，這可以嗎？我想沒有人喜歡這個毫無私隱的感覺的吧？

所以，對於那些動不動就向人說「你的氣場怎麼怎麼」的人，筆者很難不去想，他在做什麼呢？確實，有些敏感寶寶的洞察力很靈敏，但也因此倍受困擾，甚至得了驚恐症（第九章有敘述），需要學會關上感知，讓自己不要感知太多。筆者也常對敏感寶寶的學生說，要學會收放自如。所以，癒療師日常也要學會關上已打開的感知，「非禮勿視」呢。

筆者因為在醫院工作，習慣了關閉「視像功能」。記得有晚值夜，有一位病人已在走最後一程，為避免錯過那重要時刻，已替他接駁上監測儀器。在大約清晨四時左右，筆者「聽」到病房門外有一大群「人」在逐漸走近，腳步聲越來越大，筆者不由得看了一眼在遠處的監測儀器。當「人群」的聲音達到最大再逐漸轉弱時，儀器開始發出「嗡、嗡、嗡、嗡」的聲音，「人群」已越過筆者去到床邊了。幸好筆者關上了「視

像」，否則就要看著那群「人」，然後一再穿越它們才能走到
病人床邊工作……所以，有些時候眼不見為淨是最好的啦。

　　以上是其中一些道德操守的背後原因，其他的筆者就不逐
一說明了。以下這些道德操守，有的是筆者觀察到的，有的是
筆者參考書籍文獻及一些歐美公會網站整合而成的，提供大家
參考並遵守，期望有志者可以早日成為療癒師，遵循應有的道
德典範。

1. 你的個案是信任你的，在大部分情況下不會懷疑或打斷你，
   因此，你更要謹慎細思每一個步驟帶來的後果。

2. 有自信是好的，但切勿低估個案的情況，也勿過於高估自
   己。你有機會為此付出很大的代價。

3. 不斷地處理／療癒自己，為自己負責。

4. 讓自己有足夠的休息。

5. 知道自己的強項，並了解自己或自己所使用的療法的局限。

6. 對自己使用的療法系統有足夠的了解及經驗。

7. 要知道每一項工具或手法有可能帶來的負面效果。

8. 擁有開放及慈悲的心。

9. 不帶批判的聆聽。

10. 不斷地保持覺知。

11. 全然身處當下。

12. 以身作則。

13. 感到被召喚進行這項服務。

14. 信任神聖本源的無盡的愛。

15. 了解人體能量結構。

16. 了解療癒的過程及能帶來助益的方法。

17. 能容納新資訊。

18. 持續進修。

19. 在為他人療癒時，不設個人期望，放下個人自我及自己的需要。

20. 以個案的福祉為優先。

21. 明白我們無法去療癒或拯救每一個人，只有個案能對自己的療癒負責時，療癒才會發生。

22. 為個案製造安全環境，容許一切的可能性發生。

23. 不可對個案在金錢、性、情感或其他方面作出勒索。

24. 保持誠信。

25. 保障個案私隱，個案資料應儲存在安全的地方。

26. 尊重個案的意願及選擇。

27. 讓個案在知道所有事實的基礎上，去作決定或選擇。

28. 支持個案尋找資源，認識不同的療法。

29. 讓個案更有力量，並覺知到內在的療癒資源。

30. 鼓勵個案直接連接內在力量以及神聖本源。

31. 以最大的尊重對待個案、學生、同業及自己。

32. 鼓勵同業間的和諧及友愛。

33. 在宣傳自己時，保持開放及誠實。

34. 告知個案能量療法不保證治癒，也非取代傳統醫學。

35. 在自己能力範圍內盡力，並在適當時機轉介個案。

36. 不作診斷，不可干擾或建議個案停止傳統醫學治療。

37. 遵紀守法。

後記

拖拖拉拉的，這本書由開始動筆到完成，經過了好幾年，筆者都不太好意思提那個數字了。緣起是曾經一位朋友打算辦個組團一起出版之類的，因各種原因，沒了下文。但書反正已開始在寫了。寫書需要不少腦力及時間。這幾年，筆者總想著趁著連假旅行時，帶著因連假及旅遊而得到放鬆的心情及空間，以及筆電去文青一下，邊享受咖啡邊寫書，可惜總事與願違。直至 2020 年一月，一位學生送上她的畫作本子，在翻著那畫冊時，筆者很清晰地收到訊息，跟筆者說：「這本書的插畫師出現了，就是她了。」在那刻，大概筆者的神情太過嚴肅，能看到學生變得緊張的心情、凝滯了的呼吸。那時候，因為筆者的寫作仍然很龜速，不確定插圖的數量與細節，所以也就沒跟她說明，讓她白緊張了一把，實在不好意思。插畫師的出現是一個動力，好像老天在說：是時候了。而後因為疫情擴散，反而終於得空寫書了。

感謝在寫這本書時，他的默默支持。

感謝這本書的插畫師，她不知不覺成了驅動筆者的鞭子，在筆者頹廢、CPU 及記憶體告急時，成功地讓筆者「重啟工作系統」（笑！其實是知道她在努力作畫，所以自己也不能發呆了）。

感謝上天的安排。

感謝高靈的指引，寫到某些章節，文字自動流瀉而出，就像是在自動書寫似的。

感謝出版社的協助，才可讓這本書面世。

感謝編輯的細心。

感謝美編的設計，用的色彩元素都是筆者喜歡的，美編應有很強的直覺力！

感謝大家閱讀此書，這是結合筆者多年經驗，綜合觀察初入門的療癒師、甚至是資深導師的盲點或忽略了的部分，補全了進行能量療癒工作時需要注意的各種事項，亦深入地解說了很多時候課堂未能細說的理論等部分，讓療癒師可更為清晰相關事項，也少一點碰壁。筆者亦希望讓更多人能從科學邏輯的角度去了解能量療法，提高能量療癒的整體質素，讓個案更為安心地選擇能量療法作為輔助身心靈健康的手段。筆者經歷了繁忙如戰場的護士生涯，當中因工傷、輪班等導致身體狀況極其虛弱，有時也在想，如果筆者當年沒有接觸能量療法的話，現在筆者會是如何的呢？對於未曾學習能量療法而又閱讀這本書的人，筆者在此送上特別的感謝，感謝大家願意認識能量療法。

如對筆者的課程、工作坊或個人服務諮詢有興趣，以下為筆者的聯繫方式：

工作坊：www.violetlightcenter.com

臉書：https://www.facebook.com/violetlightcenter/

博客（懶人系的筆者很少更新，不要期望太大哦）：

https://shamansophia.wordpress.com/

▲工作室　　　▲臉書　　　▲博客

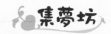

來自宇宙的能量：解構能量療法的祕密

出版者●集夢坊・華文自資出版平台

作者●Sophia

插畫師●Flosmoony

印行者●全球華文聯合出版平台

總顧問●王寶玲

出版總監●歐綾纖

副總編輯●陳雅貞

責任編輯●吳欣怡

美術設計●陳君鳳

內文排版●王芋崴

國家圖書館出版品預行編目（CIP）資料

來自宇宙的能量：解構能量療法的祕密／
Sophia 著.
新北市：集夢坊出版，采舍國際有限公司發行
 2022.1　面；　公分
 ISBN 978-986-99065-9-3（平裝）
 1. 心靈療法　2. 能量

418.98　　　　　　　　　　110016858

台灣出版中心●新北市中和區中山路 2 段 366 巷 10 號 10 樓

電話●(02)2248-7896　　　　　傳真●(02)2248-7758

ISBN ● 978-986-99065-9-3

出版日期● 2022 年 1 月初版

郵撥帳號● 50017206 采舍國際有限公司（郵撥購買，請另付一成郵資）

全球華文國際市場總代理●采舍國際 www.silkbook.com

地址●新北市中和區中山路 2 段 366 巷 10 號 3 樓

電話● (02)8245-8786　　　　　傳真● (02)8245-8718

全系列書系永久陳列展示中心

新絲路書店●新北市中和區中山路 2 段 366 巷 10 號 10 樓　　電話● (02)8245-9896

新絲路網路書店● www.silkbook.com

華文網網路書店● www.book4u.com.tw

跨視界 ・ 雲閱讀 新絲路電子書城 全文免費下載　silkbook○com

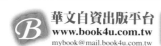

華文自資出版平台
www.book4u.com.tw
mybook@mail.book4u.com.tw

全球最大的華文自費出版集團
專業客製化自助出版・發行通路全國最強！